方歌新诀365

主　编　顾展丞　夏雪萍

荣誉主编　戴安伟　霍介格

主　审　刘沈林　徐荷芬

学苑出版社

图书在版编目（CIP）数据

方歌新诀 365/顾展丞，夏雪萍主编 . —北京：学苑出版社，2025.2. —ISBN 978-7-5077-7118-3

Ⅰ. R289.4

中国国家版本馆 CIP 数据核字第 2025EN9671 号

出 版 人：洪文雄
责任编辑：黄小龙
书籍设计：郭建新
出版发行：学苑出版社
社　　址：北京市丰台区南方庄 2 号院 1 号楼
邮政编码：100079
网　　址：www.book001.com
电子邮箱：xueyuanpress@163.com
联系电话：010-67601101（营销部）、010-67603091（总编室）
印 刷 厂：北京兰星球彩色印刷有限公司
开本尺寸：880 mm×1230 mm　1/32
印　　张：8.125
字　　数：90 千字
版　　次：2025 年 2 月第 1 版
印　　次：2025 年 2 月第 1 次印刷
定　　价：48.00 元

编委会

主　　审	刘沈林　徐荷芬
荣誉主编	戴安伟　霍介格
主　　编	顾展丞　夏雪萍
副 主 编	刘艳霞　魏国利
编　　委	（按姓氏笔画排序）

丁尧光　毛佳蕾　仇雅岚
李张艳　杨文娟　吴晓倩
沈婧钰　张　莉　陆　琼
姜建东　钱丽君　潘晓葶

刘序

本书应"十四五"中医药发展规划要求,以全面贯彻落实《中共中央国务院关于促进中医药传承创新发展的意见》为目的,按七言歌诀之体例,融方、药、效、症于一诀,阅读起来朗朗上口、易于传诵,是中医药现代化发展的一次尝试和革新。

刘晓林

2024年10月

徐序

  方歌于方剂的传承和记忆至关重要，于中医学体系之重要性亦不言而喻。本书基于对古代经典名方的深度剖析，延续了既往歌诀精炼要简的语言特色，并融入了更多方剂学知识要点，创作或改编方歌365首，能充分提高方剂的学习效率和趣味性，便于中医学者快速学习和长久记忆，值得在中医学习中推广使用。

2024 年 10 月

戴序

方剂学是研究治法与方剂配伍规律及临床运用的一门学科,其汇集了历代医家的学术思想。方剂歌诀是学习方剂学的重要媒介,很多从医几十年的老中医一提到方歌,依然能够信手拈来、如数家珍,这就是方歌的作用和魅力。

本书以清代医家汪昂的《汤头歌诀》为蓝本,重点新增了国家中医药管理局颁布的《古代经典名方目录》相关内容,汇总编写了方歌共365首,供广大中医学子、青年工作者和中医爱好者学习参考,以期更好地传承发展中医药。

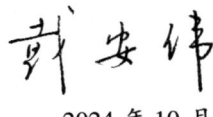

2024年10月

霍序

　　古代经典名方是中医先贤学术思想的精华和结晶,也是中医传承的重要内容。历经千年的历史沉淀,百花齐放,名方辈出,同时也使方剂学习变得繁复。朗朗上口的方剂歌诀则将这一过程化繁为简,能帮助中医学子快速记忆和掌握方剂要点,以便在临床实践中熟练运用。进一步优化改编现有的方剂歌诀,或开发方歌新诀,有利于促进中医药学术思想的传承和普及,顺应新时代背景下中医药传承创新发展的社会需求。

2024 年 10 月

魏序

传承是中医药的命脉所在,方剂是中医药传承的重要核心。方剂歌诀因其简练、易记的特点而广受中医学者的喜爱,其巧妙融合了方名、组分、功效、出处、主治病证、配伍特点于一体,简单凝练,通俗易懂,押韵和律,易于传诵,在专业学习和临床实践中均十分实用。

然现有方歌或版本不一,或内容不全,或药名易混,或押韵不齐,亟需进行优化和补充。为此,我们编写了这部《方歌新诀365》,以拓宽中医学者的方剂学习视野,提高大众对中医药的学习热情,为中医药教育高质量发展注入了新的生机和活力。

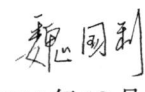

2024年10月

前言

方剂学是研究中医治法与方剂配伍规律的基础学科,也是连接中医基础理论与临床应用的桥梁和纽带。其融合了中医诸家精髓,内容庞多,知识浩瀚,学习起来十分枯燥费时。为了便于学者记忆,清代医家汪昂以七言歌诀的形式著成《汤头歌诀》,对于后世的方剂学学习具有里程碑式的意义。

本书基于《汤头歌诀》,新增国家中医药管理局2018年颁布的《古代经典名方目录(第一批)》、2023年颁布的《古代经典名方目录(第二批)——汉族医药》,以及中医内、外、妇、儿各科所涉的经典名方内容,编写或收录方歌365首(涉方剂500余)。为了便于读者记忆和掌握更多方剂要点,对《汤头歌诀》部分方歌作了优化改编。本书的编写旨在顺应新时代中医药发展要求,丰富方剂学传承发展内容。

方歌改编主要以下面 5 条为基本原则。

1. 尽可能规范方歌中包含的药名以避免误用:例如将【实脾散】方歌中的"大腹"改为"槟榔(大腹子)",以防误用为"大腹皮";删除【参苓白术散】中的"陈",原方并无陈皮;将附子、肉桂统一为"附桂(富贵)",桂枝、附子统一为"桂附(贵妇)";此外,方歌中"参"常指代人参,"姜"常指代生姜,"术"常指代白术,"芍"常指代白芍,"苓"常指代茯苓,"黄"常指代大黄,"香"常指代木香,"丹"常指代丹参,"麦"常指代小麦,"冬"常指代麦冬,"乌"常指代乌药,以作明鉴。

2. 尽可能在原方基础上编入变化方内容:例如在【桂枝汤】方歌中编

入桂枝加桂汤、桂枝加葛根汤、瓜蒌桂枝汤、桂枝麻黄各半汤、桂枝加厚朴杏子汤、桂枝甘草汤；在【大承气汤】方歌中编入小承气汤、厚朴三物汤、调胃承气汤、增液汤、增液承气汤、黄龙汤、新加黄龙汤；在【半夏泻心汤】方歌中编入甘草泻心汤、生姜泻心汤、黄连汤、大黄黄连泻心汤、泻心汤、附子泻心汤；在【栀子豉汤】方歌中编入栀子甘草豉汤、栀子生姜豉汤、枳实栀子豉汤、栀子厚朴汤、栀子干姜汤、栀子大黄汤、栀子柏皮汤等。

3. 尽可能规范统一方剂分类名称：例如解表剂【辛温解表】【辛凉解表】中"辛温""辛凉"皆为药性，而"解表"为功效，前后并不统一，故改为【散寒解表】【清热解表】；泻下剂【寒下】【温下】改为【逐热泻下】【散寒泻下】；开窍剂【凉开】【温开】改为【清热开窍】【散寒开窍】；理血剂新增【破血消癥】【活血调经】【凉血调经】；祛痰剂新增【扶正化痰】【活血化痰】；【表里双解剂】合并入【和解剂】，并新增【解表温里】；治疡剂中【散结消痈】方均可归于其他类别，故删除。

4. 尽可能融入功效或主治病证以丰富方歌内容：例如原版【地黄饮子】方歌"地黄饮子山茱斛，麦味菖蒲远志茯，苁蓉桂附巴戟天，少入薄荷姜枣服"均为药物组成，未包含功效或主治病症，遂改编为"地黄饮子山茱斛，麦味菖远姜枣茯；苁蓉附桂薄戟天，滋肾阴阳喑痱服"。

5. 尽可能做到押韵顺口以便于记忆：例如原版【咳血方】方歌"咳血方中栀青黛，诃子海粉瓜蒌仁；姜汁蜜丸口噙化，木火刑金咳血平"未押韵，遂改编为"咳血方中栀青黛，瓜蒌海粉诃子载；姜汁蜜丸口噙化，清肝肃肺止血来"。

另外，方歌之外附主方及变化方的

功效、出处、组成、剂量，其中出处为现有记载对应处方的最早出处，组成中君药做加粗显示，剂量包含古代剂量和现代剂量，古代剂量以原著为准，现代剂量为经过换算后的常用剂量，仅供参考。如果出自药典，则以出版时的最新版药典为准。

2024 年 10 月

目录

解表剂（26 诀 41 方） …………… 1
  散寒解表 …………………………… 1
  清热解表 …………………………… 8
  扶正解表 …………………………… 13

泻下剂（15 诀 25 方） …………… 16
  逐热泻下 …………………………… 16
  散寒泻下 …………………………… 19
  润燥泻下 …………………………… 20
  峻下逐水 …………………………… 22

和解剂（17 诀 27 方） …………… 25
  和解少阳 …………………………… 25
  调和肝脾 …………………………… 28
  调和肠胃 …………………………… 30
  解表清里 …………………………… 32
  解表温里 …………………………… 33
  解表攻里 …………………………… 34

清热剂（35 诀 55 方） ……… 36
  清气分热 ……………… 36
  清营凉血 ……………… 39
  清热解毒 ……………… 40
  气血两清 ……………… 44
  清脏腑热 ……………… 44
  清退虚热 ……………… 52

祛暑剂（4 诀 9 方） ………… 56
  祛暑解表 ……………… 56
  清暑利湿 ……………… 57
  清暑益气 ……………… 58

温里剂（15 诀 27 方） ……… 60
  温中祛寒 ……………… 60
  回阳救逆 ……………… 64
  温经散寒 ……………… 67

补益剂（51 诀 73 方） ……… 69
  补气 …………………… 69
  补血 …………………… 76
  气血双补 ……………… 80
  滋阴 …………………… 84
  温阳 …………………… 93

阴阳双补 …………………… 95
固涩剂（12 诀 14 方） …… 98
　　固表止汗 …………………… 98
　　敛肺止咳 …………………… 99
　　涩肠止泻 …………………… 99
　　涩精止遗 ………………… 101
　　固崩止带 ………………… 102
安神剂（11 诀 11 方） … 104
　　重镇安神 ………………… 104
　　补养安神 ………………… 105
　　交通心肾 ………………… 108
开窍剂（5 诀 5 方） …… 109
　　清热开窍 ………………… 109
　　散寒开窍 ………………… 111
理气剂（29 诀 42 方） … 112
　　行气 ……………………… 112
　　降气 ……………………… 122
理血剂（37 诀 41 方） … 128
　　活血祛瘀 ………………… 128
　　破血消癥 ………………… 135
　　活血调经 ………………… 137

凉血调经·················139
  止血···················142
治风剂（22诀23方）·········145
  疏散外风················145
  平熄内风················151
治燥剂（12诀12方）·········156
  清宣外燥················156
  滋润内燥················157
祛湿剂（32诀48方）·········162
  化湿和胃················162
  清热祛湿················164
  利水渗湿················171
  温化水湿················174
  祛风胜湿················177
祛痰剂（28诀33方）·········180
  燥湿化痰················180
  清热化痰················183
  温化寒痰················188
  润燥化痰················190
  扶正化痰················191
  治风化痰················192

  活血化痰 ················· 193
消导剂（6诀6方）············ 194
驱虫剂（1诀1方）············ 197
治疡剂（6诀9方）············ 198
涌吐剂（1诀1方）············ 202
方剂索引······················ 203

解表剂

散寒解表

麻黄汤(发汗解表,宣肺平喘)

麻黄汤中臣桂枝,杏仁甘草四般施;
恶寒发热头身痛,无汗而喘服之宜;
太平三拗去桂枝,鼻塞声重轻症施;
素寒外感寒湿痛,麻黄加术祛湿宜。

麻黄三两(9g) 桂枝二两(6g) 杏仁七十个(9g) 炙甘草一两(3g)

《伤寒论》〔东汉〕张机

『三拗汤』(宣肺解表,止咳平喘)

麻黄 杏仁 甘草各等分(10g)

《太平惠民和剂局方》〔北宋〕

『麻黄加术汤』(发汗解表,散寒除湿)

白术四两(12g) 麻黄三两(9g) 桂枝二两

(6g) 杏仁七十个（9g） 炙甘草一两（3g）

《金匮要略》〔东汉〕张机

桂枝汤(解肌发表，调和营卫)

太阳中风桂枝汤，白芍炙甘枣生姜；
解肌发表调营卫，啜粥温服汗易酿；
奔豚冲心气逆上，加桂制水温心阳；
项背僵加葛四两，脉沉痉证蒌根尝；
宿喘又感加杏朴，解表祛风肺气降；
桂麻各半杏麻入，太阳如疟身热痒；
桂枝甘草基础方，过汗心悸补心阳。

桂枝三两（9g） 白芍三两（9g） 大枣十二枚（6g） 生姜三两（9g） 炙甘草二两（6g）

《伤寒论》〔东汉〕张机

『桂枝加桂汤』(温通心阳，平冲降逆)

桂枝五两（15g） 白芍三两（9g） 生姜三两（9g） 炙甘草二两（6g） 大枣十二枚（6g）

《伤寒论》〔东汉〕张机

解表剂

『桂枝加葛根汤』（解肌发表，升津舒筋）

葛根四两（12g） 桂枝 白芍 炙甘草各二两（各6g） 生姜三两（9g） 大枣十二枚（6g）

《伤寒论》〔东汉〕张机

『瓜蒌桂枝汤』（发散风寒，解肌舒筋）

瓜蒌二两（6g） 桂枝 白芍 生姜各三两（各9g） 炙甘草二两（6g） 大枣十二枚（6g）

《金匮要略》〔东汉〕张机

『桂枝加厚朴杏子汤』（解肌祛风，降气平喘）

桂枝 白芍 生姜各三两（各9g） 炙甘草二两（6g） 大枣十二枚（9g） 厚朴二两（6g） 杏仁五十枚（6g）

《伤寒论》〔东汉〕张机

『桂枝麻黄各半汤』（祛风解表）

桂枝一两十六铢（5g） 白芍 生姜 炙甘草 麻黄各一两（各3g） 大枣四枚（3g） 杏仁二十四枚（9g）

《伤寒论》〔东汉〕张机

『桂枝甘草汤』（温通心阳，助阳化气）

桂枝四两（12g）　炙甘草二两（6g）

《伤寒论》〔东汉〕张机

麻杏苡甘汤（发汗解表，祛风除湿）

金匮麻杏苡甘汤，解表祛湿风寒伤；

日晡热剧周身痛，风湿化热轻症尝。

麻黄半两（6g）　杏仁十个（6g）　薏苡仁半两（12g）　炙甘草一两（3g）

《金匮要略》〔东汉〕张机

九味羌活汤（发汗祛湿，兼清里热）

九味羌活草防风，细辛苍芷芩地芎；

外感风寒湿蕴热，分经论治宜变通。

羌活　防风　苍术各一两半（各9g）　白芷　川芎　黄芩　生地　甘草各一两（各6g）　细辛五分（3g）

《此事难知》〔元〕王好古（张元素方）

小青龙汤(解表散寒，温肺化饮)

小青龙汤解表功，风寒束表饮停胸；
细辛半夏干姜味，桂麻白芍炙甘同。

麻黄　桂枝　白芍各三两（各9g）　姜半夏半升（9g）　五味子半升（9g）　干姜　炙甘草各三两（6g）　细辛三两（3g）

《伤寒论》〔东汉〕张机

大青龙汤(发汗解表，兼清里热)

大青龙汤桂麻黄，杏草石膏姜枣藏；
太阳无汗兼烦躁，表寒里热此方良。

麻黄六两（12g）　桂枝二两（6g）　杏仁四十个（16g）　石膏如鸡子大（18g）　生姜三两（9g）　大枣十二枚（6g）　炙甘草二两（6g）

《伤寒论》〔东汉〕张机

华盖散(宣肺解表，止咳祛痰)

华盖散用麻黄君，苏杏桑皮陈草苓；
解表宣肺痰气降，风寒束肺咳喘停。

麻黄　杏仁　苏子　陈皮　桑白皮　赤茯苓各一

两（各6g） 炙甘草半两（3g）

《太平惠民和剂局方》〔北宋〕

止嗽散(疏风宣肺，止咳化痰)

止嗽散用百部菀，白前荆陈桔草掺；

疏风宣肺止咳痰，姜汤调服散表寒。

百部　紫菀　白前　荆芥　桔梗各二斤（各12g）
陈皮一斤（6g）　甘草炒十二两（9g）

《医学心悟》〔清〕程国彭

香苏散(解表散寒，理气和中)

香苏散内草陈皮，外感风寒气滞宜；

寒热头痛胸脘闷，解表又能疏气机。

紫苏叶　香附各四两（各12g）　陈皮二两（6g）
炙甘草一两（3g）

《太平惠民和剂局方》〔北宋〕

正柴胡饮(发散风寒，解热止痛)

正柴胡饮平散方，赤芍防风陈草姜；

轻疏风邪解热痛，表寒轻证服之良。

柴胡三钱（12g） 防风一钱（4g） 陈皮一钱半（6g） 赤芍二钱（8g） 甘草一钱（4g） 生姜五片（9g）

《景岳全书》〔明〕张介宾

神术散(疏风散寒，祛湿止痛)

神术散用甘草苍，细辛藁本芎芷羌；

各走一经祛风湿，风寒泄泻总堪尝；

太无神术陈朴苍，山岚瘴祛甘藿菖；

海藏神术苍草防，太阳无汗代麻黄；

白术汤方姜草防，太阳有汗此为良。

苍术五两（30g） 川芎 羌活 白芷 炙甘草 细辛 藁本各一两（各6g）

《太平惠民和剂局方》〔北宋〕

『太无神术散』(祛湿解表、理气和中)

陈皮二钱（20g） 苍术 厚朴各一钱（各10g） 炙甘草 石菖蒲 藿香各一钱半（各15g）

《医方考》〔明〕吴昆

『海藏神术散』（发汗解表，散寒除湿）

防风　苍术各二两（各12g）　炙甘草一两（6g）

《阴证略例》〔元〕王好古

『白术汤』（解表祛风，散寒除湿）

白术三两（18g）　防风二两（12g）　炙甘草一两（6g）　生姜三片（9g）

《阴证略例》〔元〕王好古

清热解表

桑菊饮（疏风清热，宣肺止咳）

桑菊饮中桔杏翘，薄荷甘草芦根饶；
清疏肺卫轻宣剂，风温咳嗽渴能消。

桑叶二钱五分（10g）　菊花一钱（4g）　杏仁　芦根　桔梗各二钱（各8g）　连翘一钱五分（6g）　薄荷　甘草各八分（各3g）

《温病条辨》〔清〕吴瑭

银翘散(疏风透表,清热解毒)

银翘散主上焦疴,竹叶荆蒡豉薄荷;
甘桔芦根凉解法,风温初起稍煮喝。

金银花 **连翘**各一两(各24g) **荆芥** **竹叶**各四钱(各12g) **牛蒡子** **芦根** **桔梗** **薄荷**各六钱(各18g) **淡豆豉** **甘草**各五钱(各15g)

《温病条辨》〔清〕吴瑭

麻杏石甘汤(解表清热,清肺平喘)

伤寒麻杏石甘汤,汗出而喘法度良;
辛凉疏泄能清肺,定喘除烦效力彰;
细茶研服名五虎,风热壅肺咳喘尝。

麻黄四两(12g) **石膏**半斤(30g) **杏仁**五十个(12g) **炙甘草**二两(6g)

《伤寒论》〔东汉〕张机

『五虎汤』(发汗解表,清热解毒)

石膏一钱五分(9g) **麻黄**七分(4g) **杏仁**一钱(6g) **甘草**四分(3g) **细茶**八分(4g)

《仁斋直指》〔南宋〕杨士瀛

柴葛解肌汤(清热解肌,除烦止渴)

柴葛解肌芷芩羌,芍膏桔草枣生姜;
风寒化热入三阳,热盛烦渴流感尝。

柴胡(12g)　葛根　石膏　白芍(各9g)　羌活
白芷　黄芩　桔梗　甘草(各6g)　大枣二枚
(3g)　生姜三片(6g)

《伤寒六书》〔明〕陶华

升麻葛根汤(解肌透疹,疏风解毒)

太平升麻葛根汤,白芍炙甘合成方;
麻疹初起带状疱,解肌透疹流感尝。

葛根十五两(15g)　升麻　白芍　炙甘草各十两
(10g)

《太平惠民和剂局方》〔北宋〕

越婢汤(疏风解表,宣肺利水)

金匮风水越婢汤,麻黄石甘枣生姜;
解表宣肺兼利水,再加白术皮水尝;
饮热迫肺加半夏,胸满咳喘治肺胀。

麻黄六两（18g） 石膏半斤（30g） 大枣十五枚（12g） 生姜三两（9g） 甘草二两（6g）

《金匮要略》〔东汉〕张机

『越婢加术汤』（疏风解表，宣肺利水）

麻黄六两（18g） 石膏半斤（30g） 白术四两（12g） 大枣十五枚（12g） 生姜三两（9g） 甘草二两（6g）

《金匮要略》〔东汉〕张机

『越婢加半夏汤』（清热宣肺，降逆平喘）

麻黄六两（18g） 石膏半斤（30g） 生姜三两（9g） 大枣十五枚（12g） 甘草二两（6g） 半夏半升（10g）

《金匮要略》〔东汉〕张机

葱豉桔梗汤（疏风解表，清泻肺热）

葱豉桔梗山栀草，薄荷淡竹加连翘；
风温初起头身痛，咽干咳嗽烦渴消。

葱白五枚（15g） 淡豆豉五钱（15g） 薄荷 桔梗 连翘各一钱半（各6g） 焦山栀三钱（9g）

淡竹叶三十片（9g）　甘草八分（6g）

《重订通俗伤寒论》〔清〕俞根初

清上蠲痛汤(疏风清热，散邪止痛)

清上蠲痛头痛方，九味羌活去地黄；

菊麦独归蔓荆子，偏正新久服之康。

川芎　羌活　独活　防风　白芷各一钱（各9g）　细辛三分（3g）　苍术　当归　麦冬各一钱（各9g）　菊花　蔓荆子各五分（各6g）　黄芩一钱五分（6g）　生甘草三分（3g）

《寿世保元》〔明〕龚廷贤

清震汤(疏风清热，升阳解毒)

清震汤治雷头风，升麻苍术荷叶充；

升阳解毒疏风热，邪从上散不传中。

升麻　苍术各五钱（各15g）　荷叶一片（6g）

《素问病机气宜保命集》〔金〕刘完素

扶正解表

败毒散(益气解表，散寒祛湿)

人参败毒草苓芎，羌独柴前枳桔同；
少许姜薄同煎服，益气祛湿解表功；
去参再加荆防风，风寒初起疮肿痛。

羌活　独活　人参　茯苓　柴胡　前胡　枳壳　桔梗　川芎　甘草各三十两（15g）　薄荷二钱（6g）　生姜三片（6g）

《太平惠民和剂局方》〔北宋〕

『荆防败毒散』(疏风解表，败毒消肿，祛痰止咳)

荆芥　防风　羌活　独活　柴胡　前胡　枳壳　茯苓　桔梗　川芎各一钱五分（各15g）　甘草五分（6g）

《摄生众妙方》〔明〕张时彻

再造散(益气温阳，解表散寒)

再造散用参芪甘，桂附羌防芎芍含；
细辛煨姜大枣入，阳虚无汗法当谙。

桂枝　羌活　白芍　防风　川芎（各12g）　黄芪（15g）　人参　附子（各9g）　细辛（3g）　甘草　大枣　生姜（各6g）

《伤寒六书》〔明〕陶华

加减葳蕤汤(发汗解表，滋阴清热)

加减葳蕤用白薇，豆豉生葱桔梗随；
草枣薄荷共八味，滋阴发汗此方魁。

玉竹三钱（12g）　葱白二枚（6g）　淡豆豉四钱（16g）　薄荷一钱半（9g）　桔梗一钱半（9g）　白薇一钱（6g）　炙甘草五分（3g）　大枣二枚（6g）

《重订通俗伤寒论》〔清〕俞根初

参苏饮(益气解表，理气化痰)

参苏饮用半夏苓，前胡枳桔葛陈行；
再加木香与甘草，气虚外感用皆灵。

紫苏叶　葛根　人参　前胡　半夏　茯苓各三分（各6g）　桔梗　陈皮　枳壳　木香　炙甘草各半

解表剂

两（各4g）

《太平惠民和剂局方》〔北宋〕

麻黄附子细辛汤(发汗解表，温补肾阳)

麻黄附子细辛汤，素体阳虚风寒伤；
发汗解表温肾阳，发热寒剧喑哑尝。

麻黄　细辛各二两（各6g）　附子一枚（9g）

《伤寒论》〔东汉〕张机

葱白七味饮(养血解表)

葱白七味外台方，新豉葛根与生姜；
麦冬生地千扬水，血虚外感最相当。

葱白一升（9g）　葛根六合（9g）　淡豆豉一合（6g）　生姜二合（6g）　麦冬六合（9g）　生地黄六合（15g）　甘澜水八升

《外台秘要》〔唐〕王焘

泻下剂

逐热泻下

大承气汤(峻下热结)

大承气汤用硝黄,配伍枳朴泻力强;
痞满燥实四症见,峻下热结第一方;
去硝轻下小承气,除胀三物朴加量;
调胃承气在缓下,枳朴改配炙甘尝;
玄参为君配地冬,热结津亏增液功;
参草当归入黄龙,姜枣桔梗补泻通;
增液承气合黄龙,海参气阴补兼攻。

大黄四两(12g) **芒硝**三合(9g) **枳实**五枚(12g) **厚朴**半斤(24g)

《伤寒论》〔东汉〕张机

『小承气汤』(轻下热结,除满消积)

大黄四两(12g) **厚朴**二两(6g) **枳实**三枚(9g)

《伤寒论》〔东汉〕张机

泻下剂

『厚朴三物汤』(行气除满,消积通便)

厚朴八两(24g)　大黄四两(12g)　枳实五枚(9g)

《金匮要略》〔东汉〕张机

『调胃承气汤』(缓下热结)

大黄四两(12g)　炙甘草二两(6g)　芒硝半升(12g)

《伤寒论》〔东汉〕张机

『增液汤』(润肠通便,滋阴润燥)

玄参一两(30g)　麦冬　生地各八钱(各24g)

《温病条辨》〔清〕吴瑭

『增液承气汤』(滋阴泻热,润肠通便)

玄参一两(30g)　麦冬　生地各八钱(各24g)　大黄三钱(9g)　芒硝一钱五分(5g)

《温病条辨》〔清〕吴瑭

『黄龙汤』(攻下通便,补气养血)

大黄(9g)　芒硝(6g)　枳实(9g)　厚朴(9g)　炙甘草(3g)　人参(9g)　当归(6g)　桔梗

(3g) 生姜三片 (6g) 大枣二枚 (3g)

《伤寒六书》〔明〕陶华

『新加黄龙汤』(泄热通便，益气滋阴)

大黄三钱 (9g) 芒硝一钱 (3g) 生地黄 玄参 麦冬各五钱 (各15g) 生甘草二钱 (6g) 人参 当归各一钱五分 (各5g) 海参二条 (15g) 生姜三片 (6g)

《温病条辨》〔清〕吴瑭

大陷胸汤(泻热逐水)

大陷胸汤用硝黄，甘遂一克效力强；
专治水热结胸证，泻热逐水效堪尝；
再把葶苈杏仁入，和丸更治项背强。

甘遂一钱匕 (6g) 大黄六两 (18g) 芒硝一升 (12g)

《伤寒论》〔东汉〕张机

『大陷胸丸』(泻热逐水)

甘遂一钱匕 (6g) 大黄半斤 (18g) 芒硝半升 (12g) 葶苈子半升 (12g) 杏仁半升 (6g)

《伤寒论》〔东汉〕张机

大黄牡丹汤(泻热破瘀，散结消肿)

金匮大黄牡丹汤，桃仁瓜子芒硝襄；

肠痈初起腹按痛，泻热破瘀自能康。

大黄四两（12g） 桃仁五十个（18g） 牡丹皮一两（6g） 芒硝三合（18g） 冬瓜仁半升（18g）

《金匮要略》〔东汉〕张机

散寒泻下

温脾汤(温补脾阳，温通寒积)

温脾参附与大黄，当归甘草硝干姜；

寒热并进补兼泻，温通寒积振脾阳。

大黄五两（15g） 附子 人参 甘草 芒硝各二两（各6g） 干姜 当归各三两（各9g）

《备急千金要方》〔唐〕孙思邈

大黄附子汤(温里散寒，通便止痛)

大黄附子细辛汤，散寒通便止痛良；

寒积里实服此方，邪去正安腹通畅。

附子三枚（12g）　大黄三两（9g）　细辛二两（6g）

《金匮要略》〔东汉〕张机

润燥泻下

麻子仁丸(润肠泻热，行气通便)

麻子仁丸脾约方，麻杏芍枳朴大黄；

胃燥津枯便难解，润肠泻热功效良。

火麻仁二升（15g）　大黄一斤（12g）　枳实半斤（12g）　厚朴一尺（18g）　杏仁一升（9g）　白芍半斤（9g）

《伤寒论》〔东汉〕张机

润肠丸(润肠通便，和血祛风)

润肠丸出脾胃论，羌归大黄桃麻仁；

血结劳倦便秘顿，和血润肠通便遵。

沈氏羌黄改地枳，养血润燥效更增。

火麻仁一两二钱五分（15g）　桃仁一两（10g）

大黄　当归　羌活各五钱（各9g）

《脾胃论》〔金元〕李杲

『润肠丸』(润肠通便，养血)

火麻仁一两二钱五分（15g）　桃仁一两（10g）
生地　当归　枳壳各五钱（各9g）

《沈氏尊生书》〔清〕沈金鳌

济川煎(温肾益精，润肠通便)

济川归膝肉苁蓉，泽泻升麻枳壳从；
肾虚津亏肠中燥，温润通便法堪宗。

肉苁蓉三钱（15g）　当归五钱（18g）　怀牛膝二钱（12g）　升麻一钱（6g）　泽泻一钱半（9g）　枳壳一钱（6g）

《景岳全书》〔明〕张介宾

通幽汤(滋阴养血，润肠通便)

通幽汤有二地黄，桃红升麻归草尝；
滋阴养血兼润肠，润肠汤加麻仁黄。

生地黄　熟地黄各五分（15g）　当归　升麻　炙

甘草各一钱（各10g） 桃仁 红花各一分（各6g）

《脾胃论》〔金元〕李杲

『润肠汤』（滋阴养血，润肠通便）

生地黄 熟地黄 大黄 火麻仁 升麻 甘草 当归 桃仁各一钱（10g） 红花三分（3g）

《兰室秘藏》〔金元〕李杲

峻下逐水

十枣汤(攻逐水饮)

十枣逐水效堪夸，大戟甘遂与芫花；
悬饮内停胸胁痛，水肿腹胀用勿差。

甘遂 大戟 芫花各等分（各6g） 大枣十枚（18g）

《伤寒论》〔东汉〕张机

舟车丸(行气逐水)

舟车牵牛及大黄，遂戟芫花槟木香；
青皮橘皮加轻粉，燥实阳水却相当。

牵牛子四两（12g）　甘遂　大戟　芫花各一两（各3g）　大黄二两（6g）　槟榔　木香　青皮　橘皮各五钱（各6g）　轻粉一钱（3g）

《太平圣惠方》〔北宋〕王怀隐

己椒苈黄丸(泻热逐水)

金匮己椒苈黄丸，水饮内停聚肠间；
口干便秘腹胀满，泻热逐水及通便。

防己　椒目　葶苈子　大黄各三两（各15g）

《金匮要略》〔东汉〕张机

葶苈大枣泻肺汤(泻肺逐饮，祛痰平喘)

葶苈大枣泻肺汤，咳逆上气肺痈方；
支饮浮肿胸满胀，泻肺逐饮平喘尝。

葶苈子如弹丸大（15g）　大枣十二枚（9g）

《金匮要略》〔东汉〕张机

甘遂半夏汤(泻肺逐饮，祛痰平喘)

甘遂半夏金匮方，白芍炙甘蜜汁裹；
留饮欲去心下满，遂草相反缓行畅。

甘遂大者三枚（6g）　半夏十二枚（9g）　白芍五枚（9g）　白蜜半升（15g）　炙甘草如指大一枚（3g）

　　　　　　　　《金匮要略》〔东汉〕张机

控涎丹（祛痰逐饮）

控涎丹用大戟遂，辛温白芥祛痰备；
痰涎水饮伏胸膈，项背隐痛此丹推。

白芥子　甘遂　大戟各等分（各6g）

　　　　　　《三因极一病证方论》〔南宋〕陈言

和解剂

和解少阳

小柴胡汤(和解少阳)

小柴胡汤和解功,芩夏参草姜枣从;
往来寒热胸胁满,少阳百病此方宗;
再加桂芍和营卫,太少同感表里松;
铅黄桂枝苓易草,龙牡安神定躁动。

柴胡半斤(24g) 半夏半升(9g) 黄芩 人参 甘草 生姜各三两(各9g) 大枣十二枚(9g)

《伤寒论》〔东汉〕张机

『柴胡桂枝汤』(和解少阳,调和营卫)

柴胡四两(12g) 桂枝 黄芩 白芍 人参 生姜各一两半(5g) 炙甘草一两(3g) 半夏二合半(6g) 大枣六枚(6g)

《伤寒论》〔东汉〕张机

『柴胡加龙骨牡蛎汤』

(和解少阳,通阳泻热,重镇安神)

柴胡四两(12g) 龙骨 牡蛎 生姜 人参 桂枝 茯苓各一两半(各5g) 半夏二合半(9g) 黄芩一两(3g) 铅丹一两半(4.5g) 大黄二两(6g) 大枣六枚(2枚)

《伤寒论》〔东汉〕张机

柴胡桂枝干姜汤(和解散寒,生津敛阴)

柴胡桂枝干姜汤,花粉芩牡炙甘裹;
和解散寒阴津敛,伤寒胸满便结尝。

柴胡半斤(24g) 天花粉四两(12g) 牡蛎二两(15g) 桂枝 黄芩各三两(各9g) 干姜 炙甘草各二两(各6g)

《伤寒论》〔东汉〕张机

柴胡陷胸汤(和解少阳,清热化痰)

柴胡陷胸和解方,胸膈痞满口苦尝;
芩连夏蒌姜桔枳,邪闭辛开浊苦降。

姜半夏三钱（12g） 瓜蒌子五钱（20g） 黄芩 枳实各一钱半（各6g） 黄连八分（3g） 柴胡 桔梗各一钱（各4g） 生姜汁四滴（冲服）

《重订通俗伤寒论》〔清〕俞根初

蒿芩清胆汤(清胆利湿，和胃化痰)

蒿芩清胆枳竹茹，陈夏茯苓碧玉入；
热重寒轻痰挟湿，清胆和胃痰湿除。

青蒿二钱（8g） 黄芩 茯苓 竹茹各三钱（各12g） 枳壳 陈皮 半夏 青黛 滑石 甘草各钱半（各6g）

《重订通俗伤寒论》〔清〕俞根初

达原饮(开达膜原，辟秽化浊)

达原饮用槟厚朴，知母芩芍甘草果；
开达膜原辟秽浊，内外交界寒热作。

槟榔二钱（12g） 厚朴 知母 黄芩 白芍各一钱（各6g） 草果 甘草各五分（各3g）

《瘟疫论》〔明〕吴有性

调和肝脾

四逆散(透邪解郁,疏肝理脾)

四逆散里君柴胡,白芍枳实甘草足;
阳郁厥逆肢不温,疏肝理脾胁胀除。

柴胡　白芍　枳实　甘草各十分（各12g）

《伤寒论》〔东汉〕张机

逍遥散(疏肝解郁,养血健脾)

逍遥散中君柴胡,归芍姜薄草苓术;
养血健脾肝郁疏,经期胁痛乳胀除;
加味丹栀清伏火,透达肝经郁热逐;
黑逍遥地滋阴血,有无内热选生熟。

柴胡　当归　白芍　白术　茯苓各一两（各30g）
薄荷二钱（6g）　生姜一块（10g）　炙甘草半两（15g）

《太平惠民和剂局方》〔北宋〕

『丹栀逍遥散』(疏肝清热,养血健脾)

柴胡　当归　白芍　白术　茯苓各一两（各30g）

和解剂

薄荷　生姜各二钱（各6g）　炙甘草半两（15g）
牡丹皮　栀子各四钱（各12g）

《内科摘要》〔明〕薛己

『黑逍遥散』(疏肝健脾，养血调经)

熟地黄（或生地黄）五钱（50g）　当归三钱（30g）　白芍　白术　茯苓各一钱五分（各15g）
柴胡　甘草各五分（各5g）

《医宗己任篇》〔清〕杨乘六

痛泻要方(补脾柔肝，祛湿止泻)

痛泻要方用陈皮，白术芍防共成剂；
肠鸣泄泻腹又痛，治在泻肝与补脾。

白术三两（15g）　白芍二两（10g）　防风一两（6g）　陈皮一两半（9g）

《丹溪心法》〔元〕朱震亨

芍药甘草汤(调和肝脾，缓急止痛)

芍药甘草戊己汤，酸甘化阴此方良；
专治伤寒筋挛急，健脾柔肝腹痛康。

白芍四两（12g） 甘草四两（12g）

《伤寒论》〔东汉〕张机

调和肠胃

半夏泻心汤(寒热平调，消痞散结)

半夏泻心黄连芩，干姜草枣人参行；
辛开苦降消痞满，治在调阳与和阴；
重用炙甘益胃气，伤寒痞及狐惑病；
干姜减量生姜入，胃阳虚弱水饮停；
黄连汤易芩为桂，寒热平调降逆灵；
大黄黄连麻沸浸，泻热消痞和胃行；
大黄芩连三合用，热炽湿蕴血妄行；
若兼汗出恶寒痞，脉沉扶阳附子精。

半夏半升（12g） 黄芩 干姜 人参 炙甘草各三两（各9g） 黄连一两（3g） 大枣十二枚（9g）

《伤寒论》〔东汉〕张机

和解剂

『甘草泻心汤』(益气和胃，消痞止呕)

炙甘草四两（12g） 黄芩 人参 干姜各三两（各9g） 半夏半升（10g） 大枣十二枚（9g） 黄连一两（3g）

《伤寒论》〔东汉〕张机

『生姜泻心汤』(散水消痞，和胃降逆)

生姜四两（12g） 黄芩 人参 炙甘草各三两（各9g） 黄连 干姜一两（3g） 半夏半升（10g） 大枣十二枚（9g）

《伤寒论》〔东汉〕张机

『黄连汤』(和胃降逆)

黄连 炙甘草 干姜 桂枝各三两（各9g） 人参二两（6g） 半夏半升（10g） 大枣十二枚（9g）

《伤寒论》〔东汉〕张机

『大黄黄连泻心汤』(泻热消痞)

大黄二两（6g） 黄连各一两（3g）

《伤寒论》〔东汉〕张机

『泻心汤』(泻热燥湿)

大黄二两 (6g)　黄芩　黄连各一两 (3g)

《伤寒论》〔东汉〕张机

『附子泻心汤』(泻热消痞，扶阳固表)

炮附子一枚 (6g)　大黄二两 (6g)　黄芩　黄连各一两 (各3g)

《伤寒论》〔东汉〕张机

解表清里

葛根芩连汤(清热解表，兼清里热)

葛根芩连炙甘方，解表清里和胃肠；
邪陷阳明成热利，身热喘汗利灼康。

葛根半斤 (24g)　黄芩　黄连各三两 (各9g)
炙甘草二两 (6g)

《伤寒论》〔东汉〕张机

升降散(升清降浊，散风清热)

升降散用僵蚕君，姜大二黄蝉蜕进；
蜜润下导酒上引，温病表里三焦清。

和解剂

僵蚕二钱（6g） 蝉蜕一钱（3g） 大黄四钱（12g） 姜黄三钱（9g）

《伤寒温疫条辨》〔清〕杨璿

解表温里

五积散(解表温里，散寒祛湿，行气化痰，活血消积)

五积散治五般积，气血寒痰食五积；
外感风寒内伤冷，心腹痞闷背拘急；
麻黄肉桂干姜芷，解表散寒兼温里；
归芎白芍主活血，桔梗枳壳主行气；
消食化滞朴陈皮，二陈苍术化痰积。

麻黄六两（6g） 白芷 白芍 川芎 当归 甘草 肉桂 茯苓 半夏各三两（各5g） 苍术 桔梗各二十两（各15g） 枳壳 陈皮各六两（各9g） 厚朴 干姜各四两（各6g）

《仙授理伤续断秘方》〔唐〕蔺道人

解表攻里

大柴胡汤(和解少阳,内泻热结)

大柴胡汤用大黄,枳实芩夏芍枣姜;

和解少阳兼泻热,解表攻里效无双。

柴胡半斤(24g) 黄芩 白芍各三两(各9g) 大黄二两(6g) 枳实四枚(12g) 半夏半升(10g) 生姜五两(15g) 大枣3枚(6g)

《伤寒论》〔东汉〕张机

厚朴七物汤(解表散寒,和胃泻肠)

厚朴七物金匮方,枳桂姜枣草大黄;

太阳中风阳明热,解表散寒和胃肠。

厚朴半斤(24g) 大黄 甘草各三两(各9g) 桂枝二两(6g) 枳实五枚(15g) 大枣十枚(9g) 生姜五两(15g)

《金匮要略》〔东汉〕张机

防风通圣散(解表散寒，泻热通便)

防风通圣大黄硝，荆芥麻黄栀芍翘；
甘桔归芎滑石膏，薄荷芩术力偏饶；
表里交攻阳热盛，外疡疮毒服之消。

麻黄　防风　薄荷各半两（各15g）　荆芥一分（6g）　大黄　芒硝　白芍　当归　川芎　连翘各半两（各15g）　黄芩　石膏　桔梗各一两（各30g）　栀子　白术各一分（各6g）　滑石三两（90g）　甘草二两（60g）

《黄帝素问宣明论方》〔金〕刘完素

疏凿饮子(疏风解表，泻下逐水)

疏凿饮子商陆槟，木通泽泻腹皮苓；
赤豆秦羌姜椒目，疏风解表阳水行。

商陆　槟榔　木通　泽泻　大腹皮　茯苓皮　赤小豆　羌活　秦艽　椒目各等分（各9g）　生姜五片（6g）

《济生方》〔南宋〕严用和

清热剂

清气分热

白虎汤（清热除烦，生津止渴）

白虎膏知甘草粳，气分大热此方清；
热渴汗出脉洪大，再加人参补气津；
外感暑湿加桂枝，壮热汗出温疟病；
清热通络止骨痛，热多寒少表里清。

石膏一斤（48g） 知母六两（18g） 粳米六合（21g） 炙甘草二两（6g）

《伤寒论》〔东汉〕张机

『白虎加人参汤』（清热益气生津）

石膏一斤（48g） 知母六两（18g） 粳米六合（21g） 炙甘草二两（6g） 人参三两（9g）

《伤寒论》〔东汉〕张机

『白虎加桂枝汤』（清热通络止痛）

石膏一斤（48g） 知母六两（18g） 粳米六合

(21g) 炙甘草二两 (6g) 桂枝三两 (9g)

《金匮要略》〔东汉〕张机

竹叶石膏汤(清热生津,益气和胃)

竹叶石膏甘草粳,麦冬半夏人参临;
口干气逆胃失和,清热益气养阴津。

石膏一斤 (48g) 竹叶二把 (15g) 人参二两 (6g) 麦冬一升 (20g) 粳米半斤 (24g) 半夏半升 (10g) 炙甘草二两 (6g)

《伤寒论》〔东汉〕张机

栀子豉汤(清热除烦,宣发郁热)

栀子豉汤除烦方,心胸懊侬郁热尝;
虚烦少气加甘草,若兼恶呕加生姜;
病瘥劳复兼气滞,加枳实疗胸腹胀;
心烦腹满气滞甚,枳朴去豉宽中良;
栀子干姜寒热并,膈热脾寒又便溏;
腹满便结酒黄疸,栀子枳实豉大黄;
唯见黄热无表里,栀草黄柏退热黄。

栀子十四枚（9g） 淡豆豉四合（8g）

《伤寒论》〔东汉〕张机

『栀子甘草豉汤』(清热除烦，益气安中)

栀子十四枚（9g） 甘草二两（6g） 淡豆豉四合（8g）

《伤寒论》〔东汉〕张机

『栀子生姜豉汤』(清宣郁热)

栀子十四枚（9g） 生姜五两（15g） 淡豆豉四合（8g）

《伤寒论》〔东汉〕张机

『枳实栀子豉汤』(清热除烦，宽中行气)

栀子十四枚（9g） 枳实三枚（6g） 淡豆豉一升（9g）

《伤寒论》〔东汉〕张机

『栀子厚朴汤』(清热除烦，宽中消满)

栀子十四枚（9g） 厚朴四两（12g） 枳实四枚（12g）

《伤寒论》〔东汉〕张机

『栀子干姜汤』(清热除烦，温中暖脾)

栀子十四个（9g）　干姜二两（6g）

《伤寒论》〔东汉〕张机

『栀子大黄汤』(清热除烦，除积泻热)

栀子十四枚（9g）　大黄一两（3g）　枳实五枚（15g）　淡豆豉一升（10g）

《金匮要略》〔东汉〕张机

『栀子柏皮汤』(清热利湿退黄)

栀子十五枚（10g）　甘草一两（3g）　黄柏二两（6g）

《伤寒论》〔东汉〕张机

清营凉血

清营汤(清营解毒，透热养阴)

清营汤治热传营，身热夜甚神不宁；
角地银翘玄连竹，丹麦清热更护阴。

犀角（水牛角代）　玄参　麦冬　银花各三钱

(各12g) 生地五钱（20g） 丹参 连翘各二钱
(各8g) 黄连一钱五分（6g） 竹叶一钱（4g）

《温病条辨》〔清〕吴瑭

犀角地黄汤(清热解毒，凉血散瘀)

犀角地黄赤芍丹，血热妄行吐衄斑；

蓄血发狂舌质绛，凉血散瘀病可瘥。

犀角（水牛角代）一两（30g） 生地黄半斤
(24g) 牡丹皮一两（12g） 赤芍三分（9g）

《外台秘要》〔唐〕王焘

清热解毒

黄连解毒汤(泻火解毒)

黄连解毒芩柏栀，三焦火毒大热施；

烦躁发斑吐衄血，如金桔草肺痈施。

黄连三两（9g） 黄芩 黄柏各二两（各6g）
栀子十四枚（9g）

《肘后备急方》〔东晋〕葛洪

清热剂

『如金解毒散』(泻火解毒)

桔梗一钱（6g）　甘草一钱半（9g）　黄连　黄芩　黄柏　栀子各七分（各4g）

《痈疽神秘验方》〔明〕陶华

黄连上清丸(清热解毒，泻火通便)

黄连上清菊花粉，五黄玄参归桔梗；
川芎栀翘薄葛根，三焦热积实火升；
药典改用四黄膏，菊蔓荆栀防芷翘；
旋覆桔芎薄甘草，风热上攻引火消。

黄连　黄芩　黄柏　山栀各八两（各24g）　大黄十二两（36g）　连翘　姜黄各六两（各18g）　玄参　薄荷　当归尾　菊花各四两（各12g）　葛根　川芎　桔梗　天花粉各二两（各6g）

《饲鹤亭集方》〔清〕凌奂

『黄连上清丸』(疏风清热，通便止痛)

黄连　黄芩　黄柏（各15g）　石膏（30g）　栀子　连翘　菊花　荆芥　白芷　蔓荆子　防风　薄荷　旋覆花（各12g）　大黄　川芎（各9g）

桔梗　甘草（各6g）

《中华人民共和国药典》〔当代〕

凉膈散(泻火通便，清上泄下)

凉膈硝黄栀子翘，黄芩甘草薄荷饶；

竹叶蜜煎疗膈热，中焦燥实服之消。

连翘二斤半（24g）　黄芩　栀子　薄荷各十两（各6g）　大黄　芒硝　甘草各二十两（各12g）竹叶七片（3g）

《太平惠民和剂局方》〔北宋〕

仙方活命饮(清热解毒，
消肿溃坚，活血止痛)

仙方活命银天花，防芷陈归皂山甲；

贝母赤芍草乳没，活血解毒酒煎佳。

金银花　陈皮各三钱（各9g）　当归　赤芍　乳香　没药　白芷　天花粉　防风　川贝母　炮山甲　皂角刺　甘草各一钱（各6g）

《校注妇人良方》〔明〕薛己

清热剂

普济消毒饮(清热解毒，疏风散邪)

普济消毒牛芩连，甘桔蓝根勃翘玄；
升柴陈薄僵蚕入，大头瘟毒服之痊。

黄芩 黄连各半两（各15g） 玄参 陈皮 桔梗 柴胡 甘草各二钱（各6g） 牛蒡子 连翘 薄荷 板蓝根 马勃各一钱（各3g） 僵蚕 升麻各七分（各2g）

《东垣试效方》〔金元〕李杲

牛蒡甘桔汤(清热解毒，消肿)

牛蒡甘桔苏木陈，赤芍芎连天花粉；
伤寒发颐耳项肿，清热解毒消肿根。

牛蒡子 桔梗 陈皮 天花粉 黄连 川芎 赤芍 苏木 甘草各三钱（各9g）

《外科正宗》〔明〕陈实功

柴胡清肝汤(疏肝养血，泻火解毒)

柴胡清肝芎归芍，生地芩栀牛蒡翘；
防风天花粉甘草，血虚郁结怒火烧。

柴胡　川芎　当归　白芍　生地黄　黄芩　山栀　天花粉　防风　牛蒡子　连翘　甘草各三钱（各9g）

《外科正宗》〔明〕陈实功

气血两清

清瘟败毒饮(清热解毒，凉血泻火)

清瘟败毒地连芩，丹膏栀草竹玄参；
犀角翘芍知桔梗，泻火解毒亦滋阴。

石膏(24g)　生地黄（18g）　玄参　知母　赤芍（各15g）　黄芩　栀子　牡丹皮　竹叶（各12g）　黄连　连翘　桔梗　甘草（各9g）　犀角（6g）

《疫疹一得》〔清〕余霖

清脏腑热

导赤散(清心养阴，利水通淋)

导赤生地与木通，草梢竹叶四般功；
口糜淋痛小肠火，引热同归小便中。

生地黄　木通　甘草各等分（各10g）　竹叶少许（10g）

　　　　　　　　　《小儿药证直诀》〔北宋〕钱乙

龙胆泻肝汤(泻肝胆实火，清下焦湿热)

龙胆泻肝栀芩柴，生地车前泽泻采；

木通甘草和当归，肝胆实火湿热排。

龙胆草(12g)　黄芩　栀子　泽泻　当归（各9g）

木通　生地黄　车前子　柴胡　甘草（各6g）

　　　　　　　　　《医方集解》〔清〕汪昂

左金丸(清肝泻火，降逆止呕)

左金黄连吴六一，胁痛吞酸肝火袭；

再加白芍名戊己，专治泻痢痛在脐。

黄连六两（18g）　吴茱萸一两（3g）

　　　　　　　　　《丹溪心法》〔元〕朱震亨

『戊己丸』(泻肝和胃，降逆止呕)

黄连　吴茱萸　白芍各五两（各10g）

　　　　　　　　《太平惠民和剂局方》〔北宋〕

当归龙荟丸(清肝泻火通便)

当归龙荟用四黄,青黛栀子木麝香;

头晕目赤便秘狂,肝胆实火泻之康。

当归　龙胆草各一两(各30g)　芦荟半两(15g)
栀子　黄芩　黄连　黄柏各一两(各30g)　大黄
半两(15g)　青黛一钱(3g)　木香一钱半(5g)
麝香半钱(2g)

《丹溪心法》〔元〕朱震亨

泻白散(清泻肺热,止咳平喘)

泻白桑皮地骨皮,泻肺清热咳喘剂;

甘草粳米扶肺气,健脾和中降肺金;

热盛伏肺去粳米,重在清火加黄芩;

阴下阳上咳吐逆,加减青陈味参苓;

养阴麦味桔知芩,化痰麦味换陈青。

桑白皮　地骨皮各一两(各6g)　炙甘草一钱
(3g)　粳米百粒(9g)

《小儿药证直诀》〔北宋〕钱乙

清热剂

『黄芩泻白散』(清泻肺热)

黄芩(10g)　桑白皮　地骨皮(各15g)　甘草 (5g)

《症因脉治》〔明〕秦景明

『加减泻白散』(泻肺清火，健脾止咳平喘)

桑白皮一两 (30g)　地骨皮七钱 (21g)　甘草　陈皮　青皮　人参　五味子各半两 (各15g)　茯苓三钱 (9g)

《医学发明》〔金元〕李杲

『加减泻白散』(泻肺清火，养阴利咽)

桑白皮三钱 (9g)　地骨皮一钱半 (5g)　桔梗二钱 (9g)　炙甘草一钱半 (5g)　知母七分 (3g)　麦冬　黄芩各五分 (各2g)　五味子二十个 (9g)

《卫生宝鉴》〔元〕罗天益

『加减泻白散』(疏肝降肺，清火止咳)

桑白皮一两 (30g)　知母　陈皮　桔梗　地骨皮各五钱 (各15g)　青皮　炙甘草　黄芩各三钱 (各9g)

《卫生宝鉴》〔元〕罗天益

桑白皮汤(清热化痰,止咳平喘)

桑白皮汤痰热疗,芩连山栀将火扫;
苏子杏仁降肺逆,浙贝半夏用之巧。

桑白皮 黄芩 黄连 栀子 苏子 杏仁 姜半夏 浙贝母各八分(各9g)

《景岳全书》〔明〕张介宾 引《医林》

枇杷清肺饮(清热宣肺)

枇杷清肺参桑皮,黄连黄柏甘草齐;
清热宣肺托湿毒,肺风粉刺服之宜。

枇杷叶 桑白皮各二钱(各10g) 黄连 黄柏各一钱(各5g) 人参 甘草各三分(各2g)

《医宗金鉴》〔清〕吴谦

苇茎汤(清肺化痰,逐瘀排脓)

苇茎汤方出千金,桃苡冬瓜三仁行;
瘀热结肺成痈毒,清热排脓病自宁。

苇茎二升(30g) 桃仁五十枚(12g) 薏苡仁半

升（15g） 冬瓜仁半升（15g）

《备急千金要方》〔唐〕孙思邈

清胃散(清胃凉血)

清胃散用升麻连，当归生地牡丹全；
或加石膏清胃热，口疮吐衄与牙宣。

黄连六分（6g） 升麻一钱（9g） 生地黄 当归各三分（9g） 牡丹皮半钱（9g）

《脾胃论》〔金元〕李杲

玉女煎(清胃火，滋肾阴)

玉女煎用熟地黄，膏知牛膝麦冬襄；
胃火阴虚相因病，牙痛齿衄宜煎尝。

石膏 熟地黄各五钱（各15g） 麦冬二钱（6g）
知母 怀牛膝各钱半（5g）

《景岳全书》〔明〕张介宾

泻黄散(泻脾胃伏火)

泻黄散为小儿方，藿香山栀膏草防；
脾胃伏火口疮苦，唇干烦渴易饥尝。

藿香七钱（6g）　栀子一钱（3g）　石膏五钱（9g）　甘草三两（6g）　防风四两（9g）

《小儿药证直诀》〔北宋〕钱乙

黄芩汤(清热止利，和中止痛)

黄芩汤治太少阳，身热口苦下利尝；
黄芩白芍加草枣，清热止利和中强。

黄芩三两（9g）　白芍　炙甘草各二两（各6g）
大枣十二枚（9g）

《伤寒论》〔东汉〕张机

芍药汤(清热燥湿，调气和血)

芍药汤用芩连黄，当归肉桂槟草香；
清热燥湿调气血，下利腹痛自安康；
香连化滞去桂黄，青陈滑朴枳实往；
清热燥湿行气滞，赤白下痢里急尝；
吴萸泡连臣木香，湿热泻痢基础方；
或加肉蔻诃丁香，胃寒肠热服之良。

白芍一两（30g）　黄芩　黄连　当归各半两（各15g）　木香　槟榔　甘草各二钱（各6g）　大黄三钱（9g）　肉桂钱半（5g）

《素问病机气宜保命集》〔金〕刘完素

『香连化滞丸』(清热燥湿，行气化滞)

黄连　木香　槟榔　滑石　甘草（各4g）　黄芩　枳实　厚朴　陈皮　青皮（各5g）　炒白芍　当归（各10g）

《妇科玉尺》〔清〕沈金鳌

『香连丸』(清热燥湿，行气化滞)

萸黄连二十两（15g）　木香四两八钱八分（6g）

《太平惠民和剂局方》〔北宋〕

『香连丸』(清热燥湿，行气化滞)

黄连（18g）　木香　诃子（各12g）　肉豆蔻十二枚（12g）　丁香（6g）

《太平圣惠方》北宋

白头翁汤(清热解毒,凉血止痢)

白头翁汤治热痢,黄连黄柏与秦皮;
清热解毒并凉血,坚阴止痢功效奇。

白头翁二两(15g) 黄连三两(6g) 黄柏 秦皮各三两(各12g)

《伤寒论》〔东汉〕张机

凉血地黄汤(清热燥湿,滋阴凉血)

凉血地黄地榆归,芩连赤芍槐角随;
天花升麻荆枳草,湿热肠风血痔魁。

生地黄 地榆(各12g) 当归(9g) 黄芩 黄连 赤芍 荆芥 枳壳 槐角 天花粉(各6g) 升麻 甘草(各3g)

《外科大成》〔清〕祁昆

清退虚热

青蒿鳖甲汤(养阴透热)

青蒿鳖甲知地丹,热伏阴分此方攀;
夜热早凉无汗出,养阴透热服之安。

青蒿二钱（6g） 鳖甲五钱（15g） 知母二钱（6g） 生地黄四钱（12g） 牡丹皮三钱（9g）

《温病条辨》〔清〕吴瑭

当归六黄汤(滋阴泻火，固表止汗)

当归六黄二地黄，芩连芪柏共煎尝；

滋阴泻火兼固表，阴虚火旺盗汗良。

当归 生地黄 熟地黄 黄芩 黄连 黄柏各等分（各6g） 黄芪加倍（12g）

《兰室秘藏》〔金元〕李杲

清骨散(退热除蒸)

清骨散君银柴胡，胡连秦艽鳖甲辅；

地骨青蒿知母草，骨蒸劳热一并除。

银柴胡一钱五分（5g） 胡黄连 青蒿 地骨皮 秦艽 鳖甲 知母各一钱（各3g） 甘草五分（2g）

《证治准绳》〔明〕王肯堂

百合地黄汤(养阴清热,补益心肺)

百合地黄二药施,百合病用生地汁;
养阴清热补心肺,行卧食难神志痴。

百合七枚(30g)　生地黄汁一升(200ml)

《金匮要略》〔东汉〕张机

秦艽鳖甲散(滋阴养血,退热除蒸)

秦艽鳖甲治风劳,地骨知梅归柴蒿;
结核津伤低热潮,滋阴除蒸敛汗好。

鳖甲　地骨皮　柴胡各一两(各30g)　秦艽　知母　当归各半两(各15g)　青蒿五叶(6g)　乌梅一个(6g)

《卫生宝鉴》〔元〕罗天益

滋水清肝饮(滋阴养血,清热疏肝)

滋水清肝六味先,柴芍栀归酸枣联;
肝肾阴虚兼气郁,疏肝泻热阴得添。

熟地黄(24g)　白芍(30g)　山药(18g)　酸枣

清热剂

仁(15g) 山茱萸 茯苓 柴胡(各12g) 当归 栀子 丹皮(各9g) 泽泻(6g)

《医宗己任篇》〔清〕杨乘六

滋阴降火汤(滋阴养血,凉血清热)

滋阴降火生熟地,归芎芍麦柴草芩;
再入知柏清虚火,专治眼疾满目萤。
寿世保元去生地,再去麦冬与柴芩;
加玄花粉桔竹沥;虚火上炎口疮剂。

生地黄 熟地黄 黄柏 知母 麦冬各八分(各8g) 当归一钱(10g) 白芍 黄芩 柴胡各七分(各7g) 川芎五分(5g) 甘草四分(4g)

《审视瑶函》〔明〕傅仁宇

『滋阴降火汤』(滋阴降火)

桔梗三钱(15g) 玄参二钱(10g) 熟地黄一钱半(7g) 白芍一钱二分(6g) 当归 川芎 黄柏 知母 天花粉 甘草各一钱(5g) 竹沥一盏(50ml)

《寿世保元》〔明〕龚廷贤

祛暑剂

祛暑解表

香薷散(祛暑解表,化湿和中)

香薷扁豆厚朴兼,祛暑解表化湿研;
若益银翘豆易花,新加香薷湿热煎。

香薷一斤(30g) 白扁豆 厚朴各半斤(各15g)

《太平惠民和剂局方》〔北宋〕

『新加香薷饮』(祛暑解表,清热化湿)

香薷 厚朴 连翘各二钱(各6g) 金银花 扁豆花各三钱(各9g)

《温病条辨》〔清〕吴瑭

清络饮(解暑清肺)

清络荷边豆花银,西丝瓜皮竹叶心;
鲜用清透暑热净,暑伤肺络服之轻。

西瓜翠衣　金银花　荷叶　丝瓜皮　竹叶心各二钱（各6g）　扁豆花一枝（6g）

《温病条辨》〔清〕吴瑭

清暑利湿

六一散(清暑利湿)

六一散用滑石草，清暑利湿此方绕；

益元灯芯辰砂入，镇心安神有奇效；

碧玉散则加青黛，目赤咽痛舌疮好；

鸡苏散加薄荷少，微恶风寒头胀消。

滑石六两（18g）　甘草一两（3g）

《黄帝素问宣明论方》〔金〕刘完素

『益元散』（清暑利湿，镇心安神）

滑石六两(18g)　辰砂三钱(1g)　甘草一两（3g）

《伤寒直格》〔金〕刘完素

『碧玉散』（清暑利湿，凉肝解毒）

滑石六两（18g）　甘草一两（3g）　青黛少许

(9g)

《黄帝素问宣明论方》〔金〕刘完素

『鸡苏散』(清暑利湿，疏风散热)

滑石六两（18g）　甘草一两（3g）　薄荷叶一分（6g）

《黄帝素问宣明论方》〔金〕刘完素

清暑益气

清暑益气汤(清暑益气，健脾除湿)

东垣清暑益气汤，参芪归术柏草苍；
青橘神曲泽麦味，升葛升清解暑伤；
王氏清暑益气汤，善治中暑气津伤；
洋参冬斛荷瓜翠，连竹知母甘粳裹。

黄芪一钱五分（9g）　人参　白术　橘皮　神曲　泽泻各五分（各3g）　苍术一钱五分（9g）　升麻一钱（6g）　炙甘草　黄柏　当归　麦冬　青皮　葛根各三分（各2g）　五味子九个（4g）

《内外伤辨惑论》〔金元〕李杲

祛暑剂

『清暑益气汤』(清暑益气,养阴生津)

西洋参(5g)　西瓜翠衣(30g)　荷叶梗　石斛　粳米(各15g)　麦冬(9g)　竹叶　知母(各6g)　黄连　甘草(各3g)

《温热经纬》〔清〕王士雄

温里剂

温中祛寒

理中丸(温中祛寒,益气健脾)

理中丸主温中阳,甘草人参术干姜;
吐利腹痛阴寒盛,或加附子更扶阳;
胃寒肠热连理汤,加入连苓郁热康;
协热下利伤脾阳,桂枝人参解表尝。

干姜　人参　白术　炙甘草各三两（各9g）

《伤寒论》〔东汉〕张机

『附子理中丸』(温中健脾)

附子　干姜　人参　白术　炙甘草各三两（各9g）

《太平惠民和剂局方》〔北宋〕

『连理汤』(温中健脾,和胃清湿)

干姜　人参　白术　炙甘草　茯苓　黄连各三两

温里剂

(各9g)

《秘传证治要诀类方》〔明〕戴元礼

『桂枝人参汤』(解表散寒,温阳健脾)

人参三两(9g) 桂枝四两(12g) 干姜三两(9g) 白术三两(9g) 炙甘草四两(12g)

《伤寒论》〔东汉〕张机

吴茱萸汤(温中补虚,降逆止呕)

吴茱萸汤参枣姜,肝胃虚寒此法良;
阳明寒呕少阴利,厥阴头痛亦堪尝。

吴茱萸一升(9g) 人参三两(9g) 生姜六两(18g) 大枣十二枚(12g)

《伤寒论》〔东汉〕张机

小建中汤(温中补虚,和里缓急)

小建中汤君饴糖,桂枝芍草枣生姜;
和里缓急补中脏,虚劳里急腹痛康;
再加黄芪增益气,或加当归和血良。

饴糖一升（30g） 白芍六两（18g） 桂枝 生姜各三两（各9g） 炙甘草二两（6g） 大枣十二枚（9g）

《伤寒论》〔东汉〕张机

『黄芪建中汤』(温中益气，和里缓急)

黄芪一两半（5g） 饴糖一升（30g） 白芍六两（18g） 桂枝 生姜 炙甘草各三两（各9g） 大枣十二枚（9g）

《金匮要略》〔东汉〕张机

『当归建中汤』(温补气血，缓急止痛)

当归四两（12g） 饴糖一升（30g） 白芍六两（18g） 桂枝 生姜各三两（各9g） 炙甘草二两（6g） 大枣十二枚（9g）

《千金翼方》〔唐〕孙思邈

大建中汤(温中补虚，缓急止痛)

大建中汤建中阳，蜀椒干姜参饴糖；

阴盛阳虚腹冷痛，温补中焦止痛强。

蜀椒二合（6g） 干姜四两（12g） 饴糖一升

(30g) 人参二两（6g）

《金匮要略》〔东汉〕张机

良附丸(温中散寒，行气止痛)

良附丸用醋香附，良姜酒洗加盐服；
米汤姜汁同调下，心脘胁痛一并除。

高良姜 香附各等份（各9g）

《良方集腋》〔清〕谢元庆

甘草干姜汤(温中散寒，温肺化饮)

甘草干姜两味温，肺痿不渴吐涎遵；
咽干口渴津液损，易姜再加枣人参。

炙甘草四两（12g） 干姜二两（6g）

《伤寒论》〔东汉〕张机

『生姜甘草汤』(补脾益气，驱寒暖胃，缓急止痛)

生姜五两（15g） 人参三两（9g） 甘草四两（12g） 大枣十二枚（12g）

《备急千金要方》〔唐〕孙思邈

当归生姜羊肉汤(温中补虚,散寒止痛)

当归生姜羊肉汤,温中补虚散寒尝;

产后虚寒疝气痛,千金四物桂草姜。

当归三两(9g)　生姜五两(15g)　羊肉一斤(48g)

《金匮要略》〔东汉〕张机

『千金羊肉汤』(养血驱寒止痛)

羊肉三斤(150g)　当归一两(3g)　肉桂二两(6g)　甘草二两(6g)　川芎三两(9g)　白芍四两(12g)　生地黄五两(15g)　生姜四两(12g)

《备急千金要方》〔唐〕孙思邈

回阳救逆

四逆汤(回阳救逆)

四逆汤中附草姜,四肢厥逆急煎尝;

脉微吐利阴寒盛,救逆回阳赖此方;

通脉四逆姜附倍,胆汁反佐阴归阳;

四逆加参增益气,去草加葱白通汤。

附子一枚（15g）　干姜一两半（5g）　炙甘草二两（6g）

《伤寒论》〔东汉〕张机

『通脉四逆汤』（破阴回阳）

附子一枚（30g）　干姜三两（9g）　炙甘草二两（6g）

《伤寒论》〔东汉〕张机

『四逆加人参汤』（回阳救逆，益气固脱）

附子一枚（15g）　干姜一两半（5g）　炙甘草二两（6g）　人参一两（6g）

《伤寒论》〔东汉〕张机

『白通汤』（破阴回阳，宣通上下）

附子一枚（15g）　葱白四茎（6g）　干姜一两（3g）

《伤寒论》〔东汉〕张机

参附汤（回阳救逆，益气固脱）

参附汤是固脱方，回阳救逆急煎尝；
再加龙牡白芍草，阴阳俱竭敛汗亡；
若加干姜炙甘草，泄泻欲脱可回阳。

人参一两（12g）　附子五钱（9g）

《妇人良方大全》〔南宋〕陈自明

『参附龙牡汤』(敛汗潜阳，扶正固脱)

人参四钱（12g）　附子三钱（9g）　龙骨一两（30g）　牡蛎一两（30g）　白芍三钱（9g）　甘草二钱（6g）

《方剂学》〔当代〕

『四味回阳饮』(益气，回阳，固脱)

人参四钱（12g）　附子三钱（9g）　炙甘草二钱（6g）　干姜三钱（9g）

《景岳全书》〔明〕张景岳

回阳救急汤(回阳固脱，益气生脉)

回阳救急用六君，附桂干姜五味群；

加麝三厘姜三片，三阴寒厥建奇勋。

制附子　白术　茯苓　半夏（各9g）　人参　陈皮（6g）　五味子　肉桂　麝香（3g）　干姜　生姜　炙甘草（各5g）

《伤寒六书》〔明〕陶华

温经散寒

当归四逆汤(温经散寒，养血通脉)

当归四逆芍桂枝，细辛草枣通草施；
血虚寒厥四末冷，温经通脉最相宜。

当归　桂枝　白芍各三两（各9g）　细辛三两（6g）　通草　甘草各二两（各6g）　大枣二十五枚（15g）

《伤寒论》〔东汉〕张机

黄芪桂枝五物汤(益气温经，和血通痹)

黄芪桂枝五物汤，白芍大枣与生姜；
营卫俱虚风气袭，血痹服之功效良。

黄芪　桂枝　白芍各三两（各9g）　大枣三枚（9g）　生姜六两（18g）

《金匮要略》〔东汉〕张机

附子汤(温经散寒，助阳化湿)

附子汤中参术苓，加入白芍以和营；
温经散寒湿冷痛，助阳化湿治少阴。

炮附子二枚（15g）　白术四两（12g）　茯苓　白芍各三两（各9g）　人参二两（6g）

《伤寒论》〔东汉〕张机

乌头汤(温经散寒，除湿宣痹)

寒湿痹证乌头汤，黄芪芍草配麻黄；

温经散寒除湿痹，历节病痛关节僵。

川乌五枚（15g）　麻黄　白芍　黄芪　甘草各三两（各9g）

《金匮要略》〔东汉〕张机

阳和汤(温阳补血，散寒通滞)

阳和温阳解寒凝，麻黄鹿胶芥熟地；

肉桂姜炭生甘草，贴骨阴疽流鹤膝。

熟地黄一两（30g）　鹿角胶三钱（9g）　麻黄五分（2g）　肉桂一钱（3g）　白芥子二钱（6g）　炮姜炭五分（2g）　甘草一钱（3g）

《外科证治全生集》〔清〕王洪绪

补益剂

补　气

四君子汤(益气健脾)

四君子汤补中气，参术苓草等份比；
益以陈夏名六君，少入姜枣善理气；
钱氏异功去半夏，脾虚气滞食不糜；
香砂六君治痰凝，行气温中恶呕停；
木香藿葛加四君，益气健脾更生津；
吐泻羸瘦成疳积，七味白术小儿宁。

人参　白术　茯苓　炙甘草各等分（各9g）

《太平惠民和剂局方》〔北宋〕

『六君子汤』(益气健脾，燥湿化痰)

人参　白术　茯苓　炙甘草　半夏　陈皮各等分（各9g）　大枣二枚（6g）　生姜三片（9g）

《太平惠民和剂局方》〔北宋〕

『异功散』(益气健脾,行气化滞)

人参 白术 茯苓 炙甘草 陈皮各等分(各9g) 大枣二枚(6g) 生姜五片(15g)

《小儿药证直诀》〔北宋〕钱乙

『香砂六君子汤』(益气健脾,行气化痰温中)

人参 半夏各一钱(各10g) 白术 茯苓各二钱(各20g) 陈皮 砂仁各八分(各8g) 木香 甘草各七分(各7g) 生姜二钱(6g)

《古今名医方论》〔清〕罗美

『七味白术散』(益气健脾,和胃生津)

人参二钱五分(8g) 茯苓 白术 藿香 葛根各五钱(各15g) 木香二钱(6g) 甘草一钱(3g)

《小儿药证直诀》〔北宋〕钱乙

参苓白术散(益气健脾,渗湿止泻)

参苓白术四君底,山药扁豆莲砂苡;
桔梗升清兼顾肺,脾虚泄泻枣调理。

人参 白术 茯苓 甘草 山药各两斤(各15g)

白扁豆一斤半（10g） 莲子 砂仁 薏苡仁 桔梗
各一斤（各5g） 大枣三枚（5g）

《太平惠民和剂局方》〔北宋〕

补中益气汤(补中益气，升阳举陷)

补中益气芪术陈，升柴参草当归身；
升阳举陷功独擅，气虚发热亦堪珍。
细芍蔓芎上头用，顺气和中止痛根。

黄芪五分（9g） 人参 白术 升麻 柴胡 陈皮
各三分（各6g） 当归二分（3g） 炙甘草五分（9g）

《脾胃论》〔金元〕李杲

『顺气和中汤』(理气化痰，健脾和胃)

黄芪 白芍 炙甘草各五分（各9g） 人参 白术
升麻 柴胡 陈皮各三分（各6g） 当归 细辛
蔓荆子 川芎各二分（各3g）

《卫生宝鉴》〔元〕罗天益

玉屏风散(益气固表止汗)

玉屏风散最有灵,芪术防风鼎足形;
表虚汗多易感冒,益气固表止汗行。

黄芪　白术各二两（各30g）　防风一两（15g）

《究原方》〔南宋〕张松

生脉散(益气生津,敛阴止汗)

生脉麦味与人参,益气养阴效力神;
气少汗多兼口渴,脉微欲绝急煎斟。

人参五钱（15g）　麦冬　五味子各三钱（各9g）

《医学启源》〔金〕张元素

升阳益胃汤(益气升阳,健脾除湿)

升阳益胃六君防,芍芪泽连独柴羌;
湿郁生热脾胃弱,倦怠身重服之良。

黄芪二两（60g）　人参　姜半夏　炙甘草各一两（各30g）　陈皮　白芍　羌活　独活　防风各四钱

(各12g) 柴胡 白术 茯苓 泽泻各三钱 (各9g)
黄连一钱 (3g)

《内外伤辨惑论》〔金元〕李杲

补肺汤(补肺益气,止咳平喘)

补肺五味与参芪,熟地紫菀桑白皮；

肺虚久咳自汗喘,益气金水相生宜。

黄芪 人参 紫菀 五味子各七分半 (各6g) 熟地黄 桑白皮各一钱半 (各12g)

《永类钤方》〔元〕李仲南

门冬清肺饮(益气健脾,养阴清肺)

门冬清肺当归芍,生脉黄芪紫菀草；

脾肺气虚阴亏燥,咳喘痰血气促消。

黄芪四钱 (12g) 人参 白芍 紫菀 麦冬各三钱 (各9g) 当归 五味子 甘草各二钱 (各6g)

《内外伤辨惑论》〔金元〕李杲

保元汤(益气温阳)

保元补益总偏温,肉桂参芪炙甘存;
倦怠乏力虚劳损,小儿痘疮显奇能。

人参 黄芪各四钱(各12g) 肉桂二钱(6g) 炙甘草一钱(3g)

《简明医彀》〔明〕孙志宏

举元煎(益气升阳)

举元煎内参芪重,白术炙甘升麻同;
中阳不足气虚陷,崩漏脏脱危症冲。

人参 黄芪各五钱(各15g) 升麻七分(3g) 白术 炙甘草各二钱(各6g)

《景岳全书》〔明〕张介宾

升陷汤(益气升陷)

升陷汤重生黄芪,知母桔梗升柴齐;
胸中气陷咳喘促,再加参萸治虚极。

黄芪六钱(18g) 知母三钱(9g) 桔梗 柴胡各

一钱五分（各5g）　升麻一钱（3g）

《医学衷中参西录》〔清〕张锡纯

『加味升陷汤』(益气升陷，温补心阳)

黄芪六钱（18g）　人参　知母各三钱（各9g）　桔梗　柴胡各一钱五分（各5g）　升麻一钱（3g）　山茱萸二钱（6g）

《医学衷中参西录》〔清〕张锡纯

人参蛤蚧散(补益肺肾，止咳化痰平喘)

参蛤磨散虚喘服，杏苓桑皮草二母；

肺肾气虚痰热蕴，肺痿声微痰血除。

蛤蚧一对（6g）　人参　知母　桑白皮　川贝母　茯苓各二两（各6g）　杏仁六两（18g）　甘草五两（各15g）

《博济方》〔北宋〕王衮

『参蛤散』(补肺肾，定喘嗽)

人参(6g)　蛤蚧一对（6g）

《济生方》〔南宋〕严用和

补 血

四物汤(养血调经)

四物地芍与归芎,血家经病此方宗;
祛瘀生新加桃红,养血和血调经痛;
血虚头痛络失荣,加味甘菊蔓荆功。

熟地黄 当归 白芍 川芎各等分 (各9g)

《仙授理伤续断秘方》〔唐〕蔺道人

『桃红四物汤』(养血和血,调经止痛)

熟地黄 当归 白芍 川芎 桃仁各三钱 (各9g)
红花二钱 (6g)

《医垒元戎》〔元〕王好古

『加味四物汤』(养血和血,祛风止痛)

熟地黄二钱 (24g) 当归 白芍各一钱 (各12g) 川芎 蔓荆子各五分 (各6g) 甘菊七分 (9g)

《证治汇补》〔清〕李中梓

当归补血汤(补气生血)

当归补血东垣笺,黄芪一两归二钱;
血虚发热口烦渴,脉大而虚宜此煎。

黄芪一两(30g)　当归二钱(6g)

《内外伤辨惑论》〔金元〕李杲

归脾汤(益气补血,健脾养心)

归脾汤用参草芪,归术茯神远志宜;
酸枣木香龙眼肉,煎加姜枣益心脾;
怔忡健忘俱可却,便血崩漏总能医。

黄芪　龙眼肉　白术　茯神　酸枣仁各一两(各30g)　人参　木香各半两(各15g)　当归　远志各一钱(各3g)　炙甘草二钱半(8g)　生姜五片(15g)　大枣一枚(2g)

《济生方》〔南宋〕严用和

当归饮子(养血活血,祛风止痒)

当归饮子四物功,荆草蒺藜首防风;
妙在黄芪偏走表,血虚疹痒隐消中。

当归　白芍　川芎　生地黄　白蒺藜　荆芥　防风各一两（各30g）　黄芪　何首乌　炙甘草各半两（各15g）

《济生方》〔南宋〕严用和

胶艾汤(养血止血，调经安胎)

金匮芎归胶艾汤，生地白芍炙甘尝；
妊娠胞阻胎漏血，养血调经安胎良。

阿胶三两（9g）　艾叶　当归各三两（各9g）　白芍　生地黄各四两（各12g）　川芎　炙甘草各二两（各6g）

《金匮要略》〔东汉〕张机

补肝汤(养血柔肝，养筋明目)

医学六要补肝汤，枣仁芎归生地黄；
白芍木瓜炙甘草，养血柔肝明目良。

白芍　当归　生地黄　川芎各四钱（各12g）　酸枣仁　木瓜　炙甘草各三钱（各9g）

《医学六要》〔明〕张三锡

定经汤(疏肝补肾，养血调经)

定经汤定经乱巧，柴胡熟地当归芍；
菟丝荆芥苓山药，疏肝养血脾肾调。

白芍　当归　菟丝子各一两（各30g）　熟地黄　山药各五钱（各15g）　茯苓三钱（9g）　荆芥二钱（6g）　柴胡一钱（3g）

《傅青主女科》〔清〕傅山

当归散(养血健脾，清热安胎)

当归散治妇人虚，归术芩芎白芍予；
胎前产后血虚热，养血安胎虚热祛。

当归　白芍　黄芩　川芎各一斤（各16g）　白术半斤（8g）

《金匮要略》〔东汉〕张机

气血双补

炙甘草汤(益气养血，通阳复脉，滋阴补肺)

炙甘草汤参桂姜，麦冬生地麻仁襄；
大枣阿胶加酒服，通阳复脉第一方；
加减复脉温病方，白芍替参桂枣姜；
温病后期阴液亏，口干身热手心烫。

生地黄一斤（48g） 炙甘草四两（12g） 桂枝 生姜各三两（各9g） 人参 阿胶各二两（各6g） 麦冬 火麻仁各半升（各10g） 大枣三枚（6g）

《伤寒论》〔东汉〕张机

『加减复脉汤』(滋阴养血，生津润燥)

生地黄 炙甘草 生白芍各六钱（各18g） 麦冬五钱（15g） 阿胶 火麻仁各三钱（各9g）

《温病条辨》〔清〕吴瑭

八珍汤(益气补血)

气血双补八珍汤，四君四物益枣姜；
再加黄芪与肉桂，十全大补效更强。

补益剂

人参　熟地黄　白术　当归　白芍　茯苓　川芎　炙甘草各一两（各9g）　大枣一枚（3g）　生姜五片（9g）

《瑞竹堂经验方》〔元〕沙图穆苏·萨谦斋

『十全大补汤』(温补气血)

人参(6g)　熟地黄(12g)　黄芪(12g)　白术　当归　白芍　茯苓(各9g)　川芎(6g)　肉桂　炙甘草(各3g)　大枣二枚(3g)　生姜三片(9g)

《太平惠民和剂局方》〔北宋〕

大补元煎(救本培元，大补气血)

大补元煎益精方，山药山萸熟地黄；
参草枸杞归杜仲，气血大亏危证尝。

人参　山药各五钱（各15g）　熟地　枸杞子　杜仲　当归各三钱（各9g）　山茱萸　炙甘草各二钱（各6g）

《景岳全书》〔明〕张介宾

泰山磐石散(益气健脾,养血安胎)

泰山磐石八珍全,去茯加芪芩续断;
再益砂仁与糯米,妇人胎动可安痊。

白术五钱(15g) 黄芩 续断各四钱(各12g) 人参 黄芪 熟地黄 砂仁各三钱(各9g) 当归 白芍 川芎 炙甘草各二钱(各6g) 糯米一勺(10g)

《古今医统大全》〔明〕徐春甫

人参养荣汤(益气补血,养心安神)

人参养荣十全方,去芎加远陈味尝;
气血不足惊悸倦,温补脾肺加枣姜。

人参 黄芪 当归各一两(30g) 熟地黄 茯苓 五味子各三分(各10g) 白芍三两(90g) 白术 炙甘草 陈皮 肉桂各一两(各30g) 远志半两(15g) 大枣二枚(6g) 生姜三片(6g)

《三因极一病证方论》〔南宋〕陈言

圣愈汤(益气养血摄血)

兰室秘藏圣愈汤，四物参芪生地黄；
恶疮出血经先期，益气摄血补虚强。

黄芪　当归各五钱（各15g）　生地黄　熟地黄
人参　川芎　白芍各三钱（各9g）

《兰室秘藏》〔金元〕李杲

五福饮(益气养血，滋养五脏)

五福参归术地甘，升柴亦或姜附掺；
七福枣仁远志含，气血俱虚服可安。

人参　熟地黄各三钱（各9g）　当归三钱（9g）　白术一钱半（5g）　炙甘草一钱（3g）

《景岳全书》〔明〕张介宾

『七福饮』(补益气血，健脾安神)

人参　熟地黄　当归　远志各三钱（各9g）　白术一钱半（5g）　酸枣仁二钱（6g）　炙甘草一钱（3g）

《景岳全书》〔明〕张介宾

保真汤(益气养血，滋阴退热)

保真参芪术草味，赤白苓芍天麦归；
生熟地黄柴地骨，知柏陈朴姜枣随；
体虚肺痨骨蒸热，肺脾肾虚气阴亏；
滋阴退热补气血，十药神书保真魁。

人参　黄芪　当归　白术　生地黄各三钱（各9g）赤茯苓　白茯苓　厚朴　陈皮　赤芍　甘草各一钱半（5g）天冬　麦冬　地骨皮　熟地黄　白芍　柴胡　知母　黄柏　五味子各一钱（各3g）　生姜三片（6g）　大枣五枚（9g）

《十药神书》〔元〕葛可久

滋　阴

六味地黄丸(滋阴补肾)

六味地黄山药萸，丹皮苓泽三泻侣；
八味知柏清虚火，养阴明目加杞菊；
都气五味纳肾气，长寿麦味肺肾需；
左慈磁柴潜肝阳，十补附桂茸味俱。

熟地黄八钱（24g）　山药　山茱萸各四钱（各12g）　茯苓　泽泻　牡丹皮各三钱（各9g）

《小儿药证直诀》〔北宋〕钱乙

『知柏地黄丸』(滋阴清热)

熟地黄八钱（24g）　山药　山茱萸各四钱（各12g）　茯苓　泽泻　牡丹皮各三钱（各9g）　知母八钱（24g）　黄柏八钱（24g）

《医方考》〔明〕吴昆

『杞菊地黄丸』(滋养肝肾)

熟地黄八钱（24g）　山药　山茱萸各四钱（各12g）　茯苓　泽泻　牡丹皮各三钱（各9g）　枸杞四钱（12g）　菊花三钱（9g）

《麻疹全书》〔元〕滑寿

『七味都气丸』(补肾纳气，涩精止遗)

熟地黄八钱（24g）　山药　山茱萸各四钱（各12g）　茯苓　泽泻　牡丹皮各三钱（各9g）　五味子二钱（6g）

《症因脉治》〔明〕秦景明

『长寿丸』(滋补肺肾)

熟地黄八钱（24g）　山药　山茱萸各四钱（各

12g)　茯苓　泽泻　牡丹皮各三钱（各9g）　五味子　麦冬各五钱（15g）

《医部全录》〔清〕陈梦雷

『耳聋左慈丸』(益肾聪耳)

熟地黄八钱（24g）　山药　山茱萸各四钱（各12g）　茯苓　泽泻　牡丹皮各三钱（各9g）　磁石一两（30g）　柴胡三钱（9g）

《饲鹤亭集方》〔清〕凌奂

『十补丸』(温补气血)

炮附子二枚（12g）　肉桂　鹿茸　熟地黄　山茱萸　牡丹皮　茯苓　泽泻　山药　五味子各半两（各15g）

《济生方》〔南宋〕严用和

无比山药丸(健脾补肾)

六味地黄去丹皮，五味赤脂牛膝宜；
菟丝苁蓉杜戟天，无比山药补肾脾。

山药　熟地黄　菟丝子　杜仲各三两（各18g）　五味子二两（12g）　山茱萸　茯苓　泽泻　赤石

脂　怀牛膝　巴戟天各一两（各6g）　肉苁蓉四两（24g）

《备急千金要方》〔唐〕孙思邈

左归丸(滋阴补肾，填精益髓)

左归丸内山药地，山萸枸杞川牛膝；
菟丝龟鹿二胶合，壮水之主第一剂；
菟牛鹿龟改草苓，遗精盗汗益肾阴。

熟地黄八钱（24g）　龟甲胶　鹿角胶　菟丝子　山茱萸　山药　枸杞子各四钱（各12g）　川牛膝三钱（9g）

《景岳全书》〔明〕张介宾

『左归饮』(补益肾阴)

熟地黄一两（30g）　山药　山茱萸　枸杞子各二钱（各6g）　炙甘草一钱（3g）　茯苓一钱半（5g）

《景岳全书》〔明〕张介宾

大补阴丸(滋阴降火)

大补阴丸知柏黄,龟板猪髓蜜成方;
咳嗽咯血骨蒸热,阴虚火旺制亢阳。

熟地黄 龟板各六两(18g) **知母 黄柏**各四两(12g) **猪髓**(10g) **蜂蜜**(10g)

《丹溪心法》〔元〕朱震亨

河车大造丸(滋阴清热,补益肺肾)

河车大造杜牛膝,二冬龟板柏熟地;
滋阴清热肺肾补,骨蒸虚劳盗汗遗。
去龟麦加味生地,苁蓉锁阳归枸杞;
肝肾阴虚羸瘦弱,小儿迟软老衰医。

紫河车一具(10g) **熟地黄**二两半(20g) **龟板**二两(15g) **黄柏 杜仲**各一两半(各12g) **天冬 麦冬 怀牛膝**各一两二钱(各10g)

《景岳全书》〔明〕张介宾

『河车大造丸』(滋阴填精,补益肺肾)

紫河车一具(10g) **熟地黄**二两(12g) **生地黄 枸杞子**各一两五钱(各9g) **杜仲**一两

(6g)　怀牛膝　肉苁蓉　锁阳　天冬　五味子
当归　黄柏各七钱（各4g）

《诸症辨疑》〔明〕吴球

月华丸(滋阴润肺，祛痰止咳，养血止血)

月华平肝滋肺阴，二地冬北参山苓；
三七百部川贝胶，桑菊獭肝保肺金。

北沙参　天冬　麦冬　生地黄　熟地黄　山药
桑叶　菊花　川贝母　百部　阿胶各一两（各30g）　茯苓　獭肝　三七各五钱（各15g）

《医学心悟》〔清〕程国彭

一贯煎(滋阴疏肝)

一贯煎中生地黄，北参归杞麦冬藏；
少佐川楝泻肝气，阴虚胁痛此方良。

生地黄　枸杞子各六钱（各18g）　当归　北沙参
麦冬各三钱（各9g）　川楝子一钱半（5g）

《续名医类案》〔清〕魏之琇

保阴煎(滋阴降火，清热凉血)

保阴煎中两地芩，柏草芍山续断行；
经来量多并烦渴，清热凉血功效灵。

生地黄　熟地黄　白芍各二钱（各7g）　黄芩　黄柏　山药　续断各一钱半（各5g）　甘草一钱（3g）

《景岳全书》〔明〕张介宾

固阴煎(养阴固精)

固阴煎是景岳方，山药参萸菟草尝；
熟地远味养阴精，遗精带浊服之良。

熟地黄五钱（15g）　山茱萸一钱半（5g）　人参适量（5g）　菟丝子三钱（9g）　远志七分（2g）　山药二钱（6g）　五味子十四个（6g）　炙甘草二钱（6g）

《景岳全书》〔明〕张介宾

二冬汤(养阴清热，生津止渴)

二冬养阴清热方，参草花粉知芩尝；
再加荷叶清肺热，上消多饮此方良。

天冬　麦冬　天花粉各四钱（各12g）　知母　黄芩各三钱（各9g）　人参　荷叶各二钱（各6g）甘草一钱（3g）

《医学心悟》〔清〕程国彭

二至丸(补益肝肾，滋阴止血)

二至女贞墨旱莲，桑椹熬膏和成丸；
肝肾阴虚得滋补，强腰乌须治晕眩。

女贞子　墨旱莲各等分（各30g）

《医便》〔明〕王三才

寿胎丸(滋阴养血，补肾安胎)

医学衷中寿胎丸，菟丝寄生阿续断；
肾虚滑胎妊娠血，滋阴补肾使胎安。

菟丝子四两（12g）　桑寄生　续断　阿胶各二两（各6g）

《医学衷中参西录》〔清〕张锡纯

驻景丸(滋阴养血,导泻湿浊)

目疾证治驻景丸,菟丝熟地车前掺;
肝肾阴虚得滋补,湿浊蒙窍目昏堪。

菟丝子五两(15g) 熟地黄 车前子各三两(各9g)

《太平惠民和剂局方》〔北宋〕

虎潜丸(滋阴降火,强筋壮骨)

虎潜丸治腿萎软,虎骨牛膝当龟板;
熟地白芍陈知柏,干姜锁阳羊肉暖。

黄柏半斤(24g) 龟板四两(12g) 熟地 白芍
知母 陈皮 牛膝 当归 羊肉各二两(各6g)
锁阳一两半(5g) 虎骨一两(3g) 干姜半两(2g)

《丹溪心法》〔元〕朱震亨

益胃汤(养阴益胃)

益胃汤用生地黄,沙参麦冬玉冰糖;
滋养胃阴口舌燥,热结阴伤服之良。

生地黄　麦冬各五钱（各 15g）　北沙参三钱（9g）　玉竹一钱五分（5g）　冰糖一钱（3g）

《温病条辨》〔清〕吴瑭

养精种玉汤(滋补肝肾，养血填精)

养精种玉女科方，归萸白芍熟地黄；
血虚不孕经不调，滋肾养血冲任康。

熟地黄一两（30g）　当归　白芍　山茱萸各五钱（各 15g）

《傅青主女科》〔清〕傅山

温　阳

金匮肾气丸(补肾助阳)

金匮肾气治肾虚，地黄淮药与山萸；
丹皮苓泽加桂附，水中生火在温煦；
济生肾气易附桂，车前怀牛共当予；
咳喘水肿腰膝痛，温肾利水消肿需。

生地黄八两（24g）　山药　山萸萸各四两（各12g）　牡丹皮　茯苓　泽泻各三两（各9g）　附子　桂枝各一两（各3g）

《金匮要略》〔东汉〕张机

『济生肾气丸』(温肾化气，利水消肿)

炮附子二枚（60g）　肉桂　熟地黄　怀牛膝各半两（各15g）　山药　山萸萸　牡丹皮　茯苓　泽泻　车前子各一两（各30g）

《济生方》〔南宋〕严用和

右归丸(温补肾阳，填精益髓)

右归丸中地附桂，山药山萸菟丝归；
杜仲鹿胶枸杞子，益火之源此方魁；
右归饮去菟胶归，加入炙甘为使随；
命门衰微遗精萎，温补肾阳益精髓。

附子　肉桂各五两（各15g）　鹿角胶　枸杞子　山药　菟丝子　杜仲各四两（各12g）　熟地黄八两（24g）　山萸萸　当归各三两（各9g）

《景岳全书》〔明〕张介宾

『右归饮』(温补肾阳，填精补血)

制附子三钱（9g） **肉桂** 山药 枸杞子 杜仲各二钱（各6g） 山茱萸 炙甘草各一钱（各3g） 熟地黄三钱（9g）

《景岳全书》〔明〕张介宾

阴阳双补

补天大造丸(补元益精，滋阴补阳)

补天大造治虚劳，八珍去芎加酸枣；
远山杞芪龟鹿胶，河车虚损精元造。

紫河车一具 龟板胶 鹿角胶各八两（各24g） 人参二两（6g） 黄芪 白术各三两（各9g） 熟地黄 枸杞子各四两（12g） 山药 茯苓 炒白芍 酸枣仁 当归 远志 甘草各一两五钱（各5g）

《医学心悟》〔清〕程国彭

七宝美髯丹(补益肝肾,乌发壮骨)

七宝美髯乌发丹,脱发齿摇腰膝酸;
赤白首乌茯苓菟,归杞怀牛骨脂掺。

何首乌　白首乌　白茯苓　赤茯苓各一斤(20g)
枸杞子　菟丝子　当归　牛膝各八两(16g)　补骨脂四两(8g)

《积善堂方》〔清〕

地黄饮子(滋肾阴,补肾阳,化痰开窍)

地黄饮子山茱斛,麦味菖远姜枣茯;
苁蓉附桂薄戟天,滋肾阴阳喑痱服。

熟地黄(15g)　山茱萸(9g)　肉苁蓉(12g)　巴戟天(12g)　附子(9g)　肉桂(9g)　石斛(6g)　麦冬(12g)　五味子(9g)　石菖蒲(12g)　茯苓(15g)　远志(15g)　薄荷(6g)　大枣(9g)　生姜(9g)

《黄帝素问宣明论方》〔金〕刘完素

二仙汤(滋肾阴,补肾阳,泻肾火,调理冲任)

二仙仙茅仙灵脾,当归知柏与巴戟;
阴阳不足生虚火,调经专治更年期。

仙茅　仙灵脾（淫羊藿）　巴戟天　当归（各9g）　知母　黄柏（各5g）

《妇产科学》〔当代〕

龟鹿二仙胶(滋阴填精，益气壮阳)

医便龟鹿二仙胶，人参枸杞熬成膏；
滋阴壮阳益精气，真元虚损疗效好。

鹿角十斤（50g）　龟板五斤（25g）　人参十五两（5g）　枸杞子三十两（9g）

《医便》〔明〕王三才

固涩剂

固表止汗

牡蛎散(益气固表,敛阴止汗)

牡蛎散内用黄芪,小麦麻黄根最宜;
自汗盗汗心液损,固表敛汗功效奇;
思邈景岳用牡蛎,白术防风三味立;
益气祛风固表剂,漏风头痛汗如洗。

煅牡蛎　黄芪　麻黄根各一两（各30g）　小麦百余粒（30g）

《太平惠民和剂局方》〔北宋〕

『牡蛎散』(固表敛汗,兼能疏风)

煅牡蛎　白术　防风各三两（各9g）

《备急千金要方》〔唐〕孙思邈

『牡蛎白术散』(固表敛汗,益气祛风)

煅牡蛎一钱（15g）　白术　防风各二钱（各30g）

《景岳全书》〔明〕张介宾

敛肺止咳

九仙散（敛肺止咳，益气养阴）

九仙散中罂粟君，乌梅参胶五味行；
款冬桑皮川贝桔，敛肺止咳益气阴。

罂粟壳八两（9g）　乌梅　桔梗　五味子　人参　阿胶　款冬花　桑白皮各一两（各12g）　川贝母半两（6g）

《卫生宝鉴》〔元〕罗天益

涩肠止泻

真人养脏汤（涩肠固脱，温补脾肾）

真人养脏木香诃，当归肉蔻与粟壳；
术芍肉桂参草共，止泻固脱气血和。

罂粟壳三两六钱（9g）　肉豆蔻半两（8g）　诃子一两二钱（9g）　肉桂　炙甘草各八钱（各6g）　人参　当归　白术各六钱（各6g）　白芍一两六钱（12g）　木香一两四钱（3g）

《太平惠民和剂局方》〔北宋〕

四神丸(温肾暖脾，涩肠止泻)

四神骨脂吴茱萸，五味肉蔻姜枣俱；

食少不化腹胀鸣，五更溏泻脾肾虚。

补骨脂四两（12g）　吴茱萸一两（3g）　肉豆蔻二两（6g）　五味子三两（6g）　大枣百枚（9g）　生姜八两（6g）

《内科摘要》〔明〕薛己

驻车丸(涩肠止痢，养阴清热)

千金要方驻车丸，黄连为君归胶掺；

干姜辛温制过寒，久痢阴伤服之安。

黄连六两（18g）　当归　阿胶各三两（各9g）　干姜二两（6g）

《备急千金要方》〔唐〕孙思邈

桃花汤(涩肠止痢，温中止血)

桃花汤君赤石脂，干姜粳米共施之；

虚寒下利便脓血，温中涩肠痢服之。

赤石脂一斤（20g） 干姜一两（12g） 粳米一升（15g）

《伤寒论》〔东汉〕张机

涩精止遗

金锁固精丸(补肾固精)

金锁固精芡实研，莲须龙牡沙苑填；
莲粉糊丸盐汤下，肾虚精滑此方先。

沙苑子 芡实 莲子 莲须各二两（各12g） 煅龙骨 煅牡蛎各一两（各6g）

《医方集解》〔清〕汪昂

桑螵蛸散(调补心肾，固精止遗)

桑螵蛸散用龙龟，茯神菖远参当归；
尿频遗尿精不固，滋肾宁心法勿违。

桑螵蛸 龙骨 龟板 人参 茯神 石菖蒲 远志 当归各一两（各10g）

《本草衍义》〔北宋〕寇宗奭

固崩止带

固冲汤(益气健脾,固冲摄血)

固冲汤用芪术萸,龙牡海蛸倍棕榈;
茜草白芍增摄血,益气止血崩漏愈。

炒白术一两(30g) 黄芪六钱(18g) 山茱萸 煅龙骨 煅牡蛎各八钱(各24g) 白芍 海螵蛸各四钱(各12g) 茜草三钱(9g) 棕榈炭二钱(6g) 五倍子五分(2g)

《医学衷中参西录》〔清〕张锡纯

完带汤(补脾疏肝,化湿止带)

完带汤中二术陈,车前甘草和人参;
柴芍淮山黑芥穗,化湿止带此方神。

白术 淮山药各一两(各30g) 白芍五钱(15g) 苍术 车前子 人参二钱(6g) 甘草一钱(3g) 柴胡六分(2g) 荆芥 陈皮各五分(2g)

《傅青主女科》〔清〕傅山

易黄汤(固肾止带,清热祛湿)

易黄山药与芡实,白果黄柏车前子;
能消带下黏秽稠,补肾清热又祛湿。

淮山药 芡实各一两(各30g) 黄柏二钱(6g)
车前子一钱(3g) 白果十枚(12g)

《傅青主女科》〔清〕傅山

固本止崩汤(益气摄血,固本止崩)

固本止崩参术芪,黑姜当归共熟地;
脾虚不摄崩漏血,益气养血虚火医。

熟地黄 白术各一两(各30g) 当归五钱(15g) 黄芪 人参各三钱(各9g) 黑姜二钱(6g)

《傅青主女科》〔清〕傅山

安神剂

重镇安神

朱砂安神丸(镇心安神,泻火养阴)

朱砂安神东垣方,归连甘草合地黄;
怔忡不寐心烦乱,镇心泻火可复康。

朱砂五钱(15g) 黄连六钱(18g) 生地黄一钱五分(5g) 当归二钱五分(8g) 甘草五钱五分(16g)

《内外伤辨惑论》〔金元〕李东垣

生铁落饮(镇心安神,清热化痰)

生铁落饮镇心方,二冬钩翘茯远菖;
辰砂丹玄南星贝,橘红化痰治癫狂。

生铁落一两(30g) 辰砂三分(0.9g) 天冬 麦冬 川贝母各三钱(各9g) 胆南星 橘红 远志 石菖蒲 连翘 茯苓 茯神各一钱(各

3g)　玄参　丹参　钩藤一钱五分（5g）

《医学心悟》〔清〕程国彭

补养安神

天王补心丹(养心安神，滋阴清热)

天王补心生地君，二冬柏枣仁味苓；
三参远归朱砂桔，滋阴清热安神心。

生地黄四两（120g）　天冬　麦冬　酸枣仁　柏子仁　当归　五味子各一两（各30g）　玄参　人参　丹参　远志　茯苓　桔梗各五钱（各15g）朱砂为衣

《校注妇人良方》〔明〕薛己

酸枣仁汤(清热除烦，养血安神)

酸枣仁汤治失眠，川芎知草茯苓煎；
养血除烦清虚热，安然入睡梦香甜。

酸枣仁二升（15g）　茯苓　知母　川芎各二两（各6g）　甘草一两（3g）

《金匮要略》〔东汉〕张机

安神定志丸(安神定志，益气镇惊)

安神定志朱龙齿，参神菖蒲苓远志；
心虚胆怯悸不宁，养心安神定惊志。

茯神一两（30g） 龙齿 石菖蒲各五钱（各15g） 远志 人参 茯苓各一两（各30g） 朱砂二钱五分（8g）

《医学心悟》〔清〕程国彭

桂甘龙牡汤(安神定悸，温补心阳)

伤寒桂甘龙牡汤，心阳不振补心方；
心悸烦躁寐不安，安神定悸补心阳。

桂枝一两（15g） 炙甘草 龙骨 牡蛎各二两（各30g）

《伤寒论》〔东汉〕张机

开心散(安神益气，利湿化浊)

开心散方出千金，参苓菖远四味行；
安神益气利湿浊，失眠善忘抑郁轻。

人参 远志各四分（各15g） 茯苓二两（30g）
石菖蒲一两（15g）

《备急千金要方》〔唐〕孙思邈

养心汤(补益气血，养心安神)

养心汤用芪草参，二茯芎归柏枣仁；
夏曲远味肉桂姜，益气养血安心神。

黄芪半两（15g） 人参一分（8g） 当归 茯苓 茯神 川芎 半夏曲各半两（各15g） 酸枣仁 肉桂 柏子仁 远志 五味子各一分（各8g） 炙甘草四钱（12g） 生姜五片（10g） 大枣二枚（4g）

《仁斋直指》〔南宋〕杨士瀛

甘麦大枣汤(养心安神，和中缓急)

金匮甘麦大枣汤，妇人脏躁喜悲伤；
精神恍惚常欲哭，养心安神效力彰。

小麦一升（48g） 甘草三两（9g） 大枣十枚（20g）

《金匮要略》〔东汉〕张机

交通心肾

交泰丸(交通心肾，清火安神)

心肾不交交泰丸，一份桂心十份连；
怔忡不寐心阳亢，心肾交时自可安。

黄连五钱（15g）　肉桂五分（2g）

《韩氏医通》〔明〕韩懋

黄连阿胶汤(交通心肾，滋阴清热)

伤寒黄连阿胶汤，黄芩白芍鸡子黄；
心烦不寐便脓血，肾阴亏虚心火旺。

黄连四两（12g）　阿胶三两（9g）　黄芩二两（6g）　白芍二两（6g）　鸡子黄两枚（2枚）

《伤寒论》〔东汉〕张机

开窍剂

清热开窍

安宫牛黄丸(清热开窍，豁痰解毒)

安宫牛黄开窍方，芩连栀郁朱雄黄；
牛角珍珠冰麝箔，热闭心包功效良。

牛黄 牛角一两（各30g） 麝香二钱五分（8g）
朱砂 雄黄 黄芩 黄连 栀子 郁金各一两（各30g） 珍珠母五钱（15g） 冰片二钱五分（8g）

《温病条辨》〔清〕吴瑭

紫雪丹(清热解毒，镇惊熄风，开窍定惊)

紫雪羚犀朱芒硝，硝磁寒水滑石膏；
丁升麝沉木玄草，热盛动风乒乓敲。

羚羊角 犀角各五两（各3g） 麝香一两二钱五

分(4g) 芒硝 硝石 磁石各二斤(各20g) 寒水石 石膏 滑石 玄参 升麻各一斤(各10g) 木香 沉香各五两(各3g) 朱砂三两(2g) 丁香一两(1g) 炙甘草半斤(5g)

《千金翼方》〔唐〕孙思邈

至宝丹(清热解毒,化痰开窍)

至宝犀角麝息香,朱砂龙脑牛雄黄;
金银琥珀兼玳瑁,痰热内闭极珍方。

犀角(水牛角代)一两(30g) 麝香 牛黄 龙脑一分(0.3g) 朱砂 琥珀 雄黄 玳瑁各一两(各30g) 安息香一两半(45g) 金箔 银箔各五十片(各50片)

《苏沈良方》〔北宋〕苏轼、沈括

紫金锭(化痰开窍,辟秽解毒,消肿止痛)

紫金锭用麝朱雄,慈戟千金五倍同;
太乙玉枢名又别,祛痰逐秽镇惊风。

山慈菇三两(90g) 麝香三钱(9g) 红芽大戟

开窍剂

一两五钱（45g） 千金子 雄黄 朱砂各一两（各30g） 五倍子三两（90g）

《百一选方》〔宋〕王璆

散寒开窍

苏合香丸(行气开窍，温中止痛)

苏合香丸七香冰，安息麝沉木檀丁；
诃犀荜茇术香附，寒浊蒙窍昏不省。

安息香 麝香各一两（各30g） 苏合香 冰片各五钱（各15g） 木香 丁香 沉香 檀香 荜茇 诃子 香附 朱砂 白术 犀角各一两（各30g） 乳香五钱（15g）

《太平惠民和剂局方》〔北宋〕

理气剂

行 气

越鞠丸(行气解郁)

越鞠丸治六郁侵,气血湿痰食火因;
香附苍芎兼栀曲,胸痞腹胀嗳腐轻;
二陈苓草砂易曲,行气祛痰效更灵;
六郁汤亦解诸郁,丹溪疏肝解郁钦。

香附 苍术 川芎 栀子 六神曲各等分(各15g)

《丹溪心法》〔元〕朱震亨

『六郁汤』(行气解郁,燥湿化痰)

香附二钱(20g) 陈皮 半夏 苍术 川芎各一钱(各10g) 赤茯苓 栀子各七分(各7g) 炙甘草半钱(5g) 砂仁五分(5g)

《丹溪心法》〔元〕朱震亨

理气剂

柴胡疏肝散(疏肝行气,活血止痛)

柴胡疏肝芍川芎,枳壳陈皮草香附;
疏肝行气兼活血,肝郁胸闷胁痛除。

柴胡 陈皮各二钱(各6g) 香附 枳壳 白芍 川芎各一钱半(各5g) 甘草五分(2g)

《医学统旨》〔明〕叶文龄

瓜蒌薤白白酒汤(通阳散结,行气祛痰)

瓜蒌薤白白酒汤,胸痹胸闷痛难当;
喘息短气时咳唾,难卧当加半夏良。
枳实厚朴桂枝入,通阳散结痰气爽。

瓜蒌实一枚(24g) 薤白三两(12g) 白酒七升(300ml)

《金匮要略》〔东汉〕张机

『瓜蒌薤白半夏汤』(通阳散结,行气祛痰)

瓜蒌实一枚(24g) 薤白三两(12g) 半夏半斤(24g) 白酒一斗(300ml)

《金匮要略》〔东汉〕张机

『枳实薤白桂枝汤』(通阳散结,祛痰下气)

枳实四枚(12g)　厚朴四两(12g)　薤白半升(24g)　桂枝一两(3g)　瓜蒌实一枚(24g)

《金匮要略》〔东汉〕张机

枳实消痞丸(行气消痞,健脾和胃)

枳实消痞四君全,麦芽夏曲朴姜连;
蒸饼糊丸消积满,消中有补两相兼;
金匮枳术基础笺,行气消痞心下坚;
白术为君加荷叶,为丸缓消脾胃健。

枳实　黄连各五钱(各15g)　厚朴四钱(12g)　半夏曲　人参各三钱(各9g)　干姜　炙甘草　麦芽曲　白术　茯苓各二钱(各6g)

《兰室秘藏》〔金元〕李杲

『枳术汤』(行气消痞)

枳实七枚(12g)　白术二两(6g)

《金匮要略》〔东汉〕张机

『枳术丸』(健脾消痞)

白术二两(20g)　枳实一两(10g)　荷叶(5g)

《脾胃论》〔金元〕李杲

半夏厚朴汤(化痰散结，降逆和胃)

半夏厚朴痰气疏，茯苓生姜共紫苏；

加枣同煎名四七，痰凝气滞梅核除。

半夏一升（20g）　厚朴三两（9g）　茯苓四两（12g）　紫苏二两（6g）　生姜五两（15g）

《金匮要略》〔东汉〕张机

『四七汤』 (降逆化痰，行气解郁)

半夏五两（15g）　茯苓四两（12g）　厚朴三两（9g）　紫苏二两（6g）　生姜五两（15g）　大枣二枚（3g）

《三因极一病证方论》〔南宋〕陈言

厚朴温中汤(行气除满，温中化湿)

厚朴温中陈草苓，干姜草蔻木香停；

行气化湿温中用，虚寒胀满用皆灵。

厚朴　陈皮各一两（各15g）　草豆蔻　茯苓　木香　炙甘草各五钱（各8g）　干姜七分（2g）

《内外伤辨惑论》〔金元〕李杲

天台乌药散(行气疏肝,散寒止痛)

天台乌药木茴香,巴豆青楝槟良姜;
行气疏肝且暖下,寒疝腹痛是良方。

乌药 青皮 小茴香 高良姜 木香各半两(各15g) 槟榔二个(9g) 川楝子十个(12g) 巴豆七十粒(12g)

《医学发明》〔金元〕李杲

暖肝煎(行气止痛,温补肝肾)

暖肝煎中杞茯归,茴沉乌药姜肉桂;
下焦虚寒疝气痛,温补肝肾此方推。

肉桂 小茴香 乌药 当归 茯苓各二钱(各6g) 枸杞子三钱(9g) 沉香一钱(3g) 生姜三片(6g)

《景岳全书》〔明〕张介宾

化肝煎(疏肝理气,泻热和胃)

化肝煎用白芍栀,青陈丹皮泽贝施;
肝郁化火胁胀满,邪热犯胃灼痛吃。

青皮　陈皮　牡丹皮　白芍　浙贝母各二钱（各6g）　栀子　泽泻各钱半（各5g）

《景岳全书》〔明〕张介宾

木香顺气丸(行气化湿，健脾和胃)

木香顺气青陈苍，砂枳草朴香附榔；
胸膈痞闷脘腹胀，行气化湿和胃肠。

木香　香附　槟榔　青皮　陈皮　厚朴　苍术　枳壳　砂仁各一钱（各12g）　炙甘草五分（各9g）　生姜三片（9g）

《医学统旨》〔明〕叶文龄

四海舒郁丸(理气解郁，化痰消瘿)

四海舒郁郁平复，蛤粉藻带乌贼骨；
木香陈皮和昆布，颈前瘿瘤随喜怒。

海蛤粉三钱（9g）　海藻　海带　海螵蛸　昆布各二两（各60g）　陈皮三钱（9g）　木香五钱（15g）

《疡医大全》〔清〕顾世澄

宣郁通经汤(疏肝解郁,清热凉血,活血调经)

宣郁通金栀郁金,丹皮归芍香附芩;
白芥柴草解肝郁,清热凉血止痛经;
栀子清肝去郁芩,香附芥改旁芎苓;
疏肝解肌并凉血,风热上攻疽在鬓。

当归　炒白芍　牡丹皮各五钱（各15g）　栀子三钱（9g）　白芥子二钱（6g）　黄芩　柴胡　香附　郁金　甘草各一钱（各3g）

《傅青主女科》〔清〕傅山

『栀子清肝汤』(疏肝解肌,凉血清热)

柴胡　栀子　牡丹皮　茯苓　川芎　炒白芍　当归　牛蒡子各七分（各3g）　甘草二分（2g）

《医学入门》〔明〕李梴

开郁种玉汤(疏肝解郁,养血调经)

开郁种玉调经方,归芍苓术香附藏;
再加丹皮天花粉,舒肝解郁不孕尝。

炒白芍一两（30g） 当归 炒白术各五钱（各15g） 香附 牡丹皮 茯苓各三钱（各9g） 天花粉二钱（6g）

《傅青主女科》〔清〕傅山

解郁汤(疏肝解郁，养血柔肝)

解郁汤为傅家方，参苓术芍归枳裹；
再加砂仁山栀薄，舒肝解郁柔肝尝。

当归 白芍各一两（各30g） 白术五钱（15g） 茯苓 栀子各三钱（各9g） 薄荷二钱（6g） 人参一钱（3g） 枳壳五分（2g） 砂仁三粒（3g）

《傅青主女科》〔清〕傅山

乌药汤(行气解郁，调经止痛)

乌药汤为东垣方，乌药香附归草香；
气机郁滞经不畅，行气调经止痛良。

乌药一两（9g） 香附二两（18g） 当归 木香 甘草各五钱（各6g）

《兰室秘藏》〔金元〕李杲

沉香散(理气活血,通淋止痛)

沉香散用滑石归,陈皮石韦与冬葵;
王不留行白芍草,理气活血气淋推;
沉香苓术青陈归,木通大腹槟芷随;
苏叶芍枳姜草枣,理气宽中噎膈推。

沉香 滑石 石韦 王不留行 当归各半两(各15g) 白芍 冬葵子各七钱半(各21g) 陈皮 甘草各二钱半(各7g)

《三因极一病证方论》〔南宋〕陈言

『沉香散』(理气宽中,通噎进食)

沉香七钱(23g) 白术 茯苓各半两(各15g) 木通 当归 陈皮 青皮 大腹皮 槟榔 白芍各一两(各30g) 炙甘草一两半(45g) 紫苏叶四两(120g) 白芷 枳壳各三两(各90g) 生姜三片(9g) 大枣一枚(2g)

《三因极一病证方论》〔南宋〕陈言

理气剂

金铃子散(疏肝泄热，活血止痛)

金铃子散止痛方，等份延胡酒调尝；
疏肝泄热行气血，肝郁化火诸痛康。

川楝子（金铃子）　延胡索各一两（各15g）

《太平圣惠方》〔北宋〕王怀隐等

枳实芍药散(行气和血，缓急止痛)

枳实芍药等份研，行气止痛和血兼；
瘀重赤芍痛重白，产后腹痛烦满添。

枳实　白芍(或赤芍)　各等分（15g）

《金匮要略》〔东汉〕张机

正气天香散(行气温中，调经止痛)

绀珠正气天香散，香附乌药陈皮掺；
干姜苏叶相为伴，行气止痛妇人安。

香附八两（24g）　乌药二两（6g）　干姜　紫苏　陈皮各一两（各3g）

《绀珠经》〔元〕罗知悌

降 气

苏子降气汤(降气平喘，祛痰止咳)

苏子降气夏朴归，前胡肉桂草姜随；

上实下虚痰嗽喘，或加沉香去肉桂。

紫苏子 半夏各二两半（各15g） 厚朴 前胡各一两（各6g） 当归 肉桂各一两半（各9g） 甘草二两（12g） 生姜二片（6g）

《太平惠民和剂局方》〔北宋〕

定喘汤(宣肺降气，清热化痰)

定喘白果与麻黄，款冬半夏白皮桑；

苏杏黄芩兼甘草，风寒痰热哮喘尝。

麻黄三钱（9g） 白果二十一个（9g） 法半夏 款冬花 桑白皮各三钱（各9g） 紫苏子二钱（6g） 杏仁 黄芩各一钱五分（各5g） 甘草一钱（3g）

《摄生众妙方》〔明〕张时彻

平喘固本汤(补肺纳肾，降气平喘)

平喘固本夏橘红，党参胡桃沉款冬；
苏磁虫草坎脐味，肺肾双补降气雄。

党参 坎脐（各15g） 胡桃肉（12g） 沉香 紫苏子（各15g） 磁石（18g） 冬虫夏草 五味子 橘红（各6g） 法半夏 款冬花（各12g）

《中医内科学》〔当代〕南京中医学院

小半夏汤(和胃降逆，化痰散饮)

小半夏汤配生姜，化痰降逆止吐方；
支饮眩悸心下痞，当加茯苓引水良；
大半夏汤参夏蜜，补虚降逆胃反康。

半夏一升（18g） 生姜半斤（15g）

《金匮要略》〔东汉〕张机

『小半夏加茯苓汤』(祛痰行水，散气消痞)

半夏一升（18g） 生姜半斤（15g） 茯苓三两（9g）

《金匮要略》〔东汉〕张机

『大半夏汤』(补中降逆)

半夏二升（9g） 人参三两（6g） 白蜜一升（20ml）

《金匮要略》〔东汉〕张机

旋覆代赭汤(降逆化痰，益气和胃)

伤寒旋覆代赭汤，半夏人参草枣姜；
呃逆噫气心下痞，化痰降逆益胃良。

旋覆花三两（9g） 代赭石一两（3g） 半夏半升（9g） 人参二两（6g） 生姜五两（15g） 大枣十二枚（9g） 炙甘草三两（9g）

《伤寒论》〔东汉〕张机

橘皮竹茹汤(降逆止呃，益气清热)

橘皮竹茹治呕逆，人参甘草枣姜益；
胃虚有热失和降，久病吐利更相宜。

橘皮 竹茹各二升（各12g） 人参一两（3g） 生姜半斤（9g） 大枣三十枚（9g） 甘草五两（15g）

《金匮要略》〔东汉〕张机

理气剂

丁香柿蒂散(温中益气,降逆止呃)

丁香柿蒂人参姜,温中益气降逆良;
胃气虚寒失和降,或加苓橘夏良姜。

丁香 柿蒂各二钱(各6g) 人参一钱(3g)
生姜三钱(9g)

《伤寒瘟疫条辨》〔清〕杨璿

『丁香柿蒂散』(温中益气,降逆止呃)

丁香 柿蒂 人参 茯苓 橘皮 姜半夏 高良姜各一两(各10g) 生姜三一两半(15g) 甘草五钱(5g)

《世医得效方》〔元〕危亦林

四磨汤(行气降逆,宽胸散结)

四磨参沉乌药槟,肝郁气逆七情侵;
五磨去参加香枳,白酒磨服气厥平;
六磨汤再加大黄,腹胀便秘肠热清。

乌药(15g) 沉香(6g) 槟榔(9g) 人参(12g)

《济生方》〔南宋〕严用和

『五磨饮子』(行气降逆，宽胸散结)

乌药　木香　沉香　槟榔　枳实各等分（各9g）

《医便》〔明〕王三才

『六磨汤』(行气降逆，通便导滞)

乌药　槟榔　沉香　木香　枳壳　大黄各等分（各9g）

《世医得效方》〔元〕危亦林

乌药顺气汤(顺气降逆，祛风化痰)

乌药顺气芎芷姜，橘红桔枳加炮姜；
僵蚕草枣与麻黄，中气厥逆此方良。

乌药二钱（12g）　橘红二钱（12g）　川芎　白芷　枳壳　桔梗　麻黄各一钱（各6g）　僵蚕　炮姜　炙甘草各五分（3g）　生姜三片（3g）　大枣一枚（3g）

《济生方》〔南宋〕严用和

香附旋覆花汤 (降气止咳，祛痰行水)

香附旋覆花煎汤，陈苡苓夏苏子霜；
胸胁掣痛寒热咳，伏暑湿温悬饮降。

香附　旋覆花　苏子霜　茯苓各三钱（各9g）
半夏　薏苡仁各五钱（各15g）　陈皮二钱（6g）

《温病条辨》〔清〕吴瑭

理血剂

活血祛瘀

桃核承气汤(泻热逐瘀)

桃核承气五药施,甘草硝黄并桂枝;

瘀热互结小腹胀,蓄血如狂功效奇。

桃仁五十个(12g) 大黄四两(12g) 芒硝二两(6g) 桂枝二两(6g) 炙甘草二两(6g)

《伤寒论》〔东汉〕张机

桃仁红花煎(活血化瘀,理气通经)

桃仁红花心瘀方,丹参赤归芎乳香;

延胡香附青地黄,理气活血经行畅。

桃仁(10g) 红花(6g) 赤芍 生地黄 丹参(各12g) 川芎 当归 延胡索 香附(各10g) 乳香 青皮(各6g)

《陈素庵妇科补解》〔南宋〕陈沂

血府逐瘀汤(活血祛瘀，行气止痛)

血府逐瘀君红桃，川芎牛膝归赤芍；
柴桔生地枳壳草，血化下行胸瘀调；
会厌逐瘀去芎膝，玄参瘀滞呃逆消。

桃仁四钱（12g） 红花 川牛膝 生地黄 当归各三钱（各9g） 赤芍 枳壳 甘草各二钱（各6g） 川芎 桔梗各一钱半（各5g） 柴胡一钱（3g）

《医林改错》〔清〕王清任

『会厌逐瘀汤』(活血祛瘀，行气止痛)

桃仁 红花各五钱（各15g） 生地四钱（12g） 甘草 桔梗各三钱（各9g） 当归 枳壳 赤芍各二钱（各6g） 玄参 柴胡各一钱（各3g）

《医林改错》〔清〕王清任

膈下逐瘀汤(活血祛瘀，消痞止痛)

膈下逐瘀芎牡丹，延胡灵脂香附甘；
桃红赤归乌药壳，活血止痛消痞肝。

当归三钱（9g） 川芎 赤芍各二钱（各6g）

甘草　红花　桃仁各三钱（各9g）　五灵脂　乌药　牡丹皮各二钱（各6g）　香附　枳壳各一钱半（各5g）　延胡索一钱（3g）

《医林改错》〔清〕王清任

少腹逐瘀汤(活血祛瘀，温经止痛)

少腹逐瘀茴干姜，延胡灵脂没芎当；
蒲黄官桂赤芍药，调经止痛第一方。

蒲黄三钱（9g）　五灵脂二钱（6g）　当归三钱（各9g）　川芎　赤芍　没药各二钱（各6g）　延胡索一钱（3g）　肉桂一钱（3g）　小茴香七粒（3g）　干姜二分（3g）

《医林改错》〔清〕王清任

身痛逐瘀汤(活血祛瘀，通经止痛，祛风除湿)

身痛逐瘀芎桃红，灵脂当归膝地龙；
没药香附秦艽草，风湿痹痛经络通。

桃仁　红花　当归各三钱（各9g）　川芎二钱

理血剂

(6g) 牛膝三钱（9g） 五灵脂 没药 地龙 甘草各二钱（各6g） 羌活 秦艽 香附各一钱（各3g）

《医林改错》〔清〕王清任

通窍活血汤(活血化瘀，通窍活络)

通窍活血芎桃红，赤芍麝香姜枣葱；
偏头白癜耳久聋，黄酒煎服疗卒中。

桃仁 红花各三钱（各9g） 麝香五厘（0.15g）
川芎 赤芍各一钱（各3g） 葱白三根（6g） 大枣七个（5g） 生姜三钱（9g） 黄酒半斤（250ml）

《医林改错》〔清〕王清任

补阳还五汤(补气活血通络)

补阳还五芎桃红，赤芍归尾加地龙；
四两生芪为君药，补气活血经络通。

黄芪四两（24g） 川芎 红花 桃仁 地龙各一钱（各3g） 赤芍一钱半（5g） 当归二钱（6g）

《医林改错》〔清〕王清任

复元活血汤(活血祛瘀,疏肝通络)

复元活血用柴胡,大黄花粉桃红入;
当归山甲与甘草,跌打损伤瘀痛除。

大黄一两(30g) 柴胡半两(15g) 桃仁五十个(15g) 天花粉 当归各三钱 (各9g) 甘草 红花 穿山甲各二钱 (各6g)

《医学发明》〔金元〕李杲

补肾活血汤(补肾壮筋,活血止痛)

补肾活血杜杞子,熟地骨脂归菟丝;
山萸苁蓉红独没,筋骨酸痛无力辞。

熟地黄 补骨脂 菟丝子各三钱 (各12g) 当归 杜仲 枸杞子 山茱萸 肉苁蓉 独活 没药各一钱 (4g) 红花五分 (3g)

《伤科大成》〔清〕赵濂

抵挡汤(破血逐瘀,软坚散结)

太阳蓄血抵挡汤,水蛭虻虫桃大黄;
少腹硬满小便利,破血逐瘀治发狂。

水蛭 虻虫各三十个 (6g) 桃仁二十个 (12

个) 大黄三两（12g）

《伤寒论》〔东汉〕张机

代抵挡丸(活血逐瘀)

代抵挡丸桃硝黄，肉桂山甲归地黄；
上焦久瘀成蓄血，活血逐瘀治发狂；
硝地桂改用牛膝，莪红夜明砂丹皮；
破血下瘀治经闭，代抵挡汤用量轻。

大黄四两（24g） 桃仁六十枚（12g） 当归 穿山甲 生地黄 芒硝各一两（各6g） 肉桂三钱（9g）

《证治准绳》〔明〕王肯堂

『代抵挡汤』(破瘀下血)

桃仁三钱（9g） 大黄二钱（6g） 牡丹皮 当归 夜明砂各三钱（各9g） 牛膝二钱（6g） 莪术 红花各一钱（各3g） 山甲珠三斤（30g）

《血证论》〔清〕唐宗海

失笑散(活血祛瘀，散结止痛)

失笑蒲黄灵脂同，等量为散酽醋冲；
肝经瘀滞心腹痛，祛瘀止痛建奇功。

蒲黄　五灵脂各等分（各6g）

《太平惠民和剂局方》〔北宋〕

丹参饮(活血祛瘀，行气止痛)

丹参饮用檀砂仁，专治气血瘀滞证；
行气止痛祛瘀血，心胃经痛效验珍。

丹参一两（30g）　檀香　砂仁各一钱半（各5g）

《时方歌括》〔清〕陈修园

调营饮(活血祛瘀，行气利水)

调营饮用莪芎腹，丹参赤芍归延胡；
大黄瞿葶槟桑皮，肝脾瘀滞水满腹。

赤芍　丹参（各18g）　莪术（15g）　当归　延胡索　槟榔　瞿麦　葶苈子　桑白皮（各12g）
大黄　大腹皮　川芎（各6g）

《证治准绳》〔明〕王肯堂

活络效灵丹(活血祛瘀，通络止痛)

活络效灵消积癥，乳没当归及丹参；
气血瘀滞心腹痛，肢痹经痛效验珍。

当归　丹参　乳香　没药各五钱（各15g）

《医学衷中参西录》〔清〕张锡纯

破血消癥

桂枝茯苓丸(活血化瘀，消癥化积)

金匮桂枝茯苓丸，桃仁赤芍和牡丹；
等分为末蜜丸服，缓消癥块胎可安。

桂枝　桃仁　牡丹皮　赤芍　茯苓各等分（各9g）

《金匮要略》〔东汉〕张机

大黄䗪虫丸(破血消癥，祛瘀通经)

大黄䗪虫杏赤芍，虻虫水蛭桃蛴螬；
干漆生地芩甘草，祛瘀生新干血疗。

大黄十分（8g）　土鳖虫半升（3g）　虻虫　蛴螬

桃仁　杏仁各一升（各6g）　水蛭百枚（6g）
干漆一两（3g）　生地黄十两（30g）　黄芩二两
（6g）　赤芍四两（12g）　甘草三两（9g）

《金匮要略》〔东汉〕张机

化积丸(破血消癥，祛瘀通经)

化积丸中莪棱魏，海浮香附雄黄随；
苏木瓦楞槟灵脂，软坚破瘀丸缓推。

三棱　莪术　香附（各9g）　海浮石　瓦楞子
（各15g）　雄黄　五灵脂（各3g）　阿魏　苏木
槟榔（各6g）

《杂病源流犀烛》〔清〕沈金鳌

理冲汤(益气活血，调经消癥)

理冲消瘀用莪棱，白术山药芪党参；
散结内金知花粉，益气活血消积癥。

三棱　莪术　黄芪　鸡内金各三钱（各9g）　党
参　白术各二钱（各6g）　生山药五钱（10g）
天花粉　知母各四钱（各12g）

《医学衷中参西录》〔清〕张锡纯

鳖甲煎丸(活血化瘀，祛湿化痰，消癥化积)

鳖甲煎丸疟母方，䗪虫鼠妇及蜣螂；
蜂巢石韦丹皮射，桂朴凌霄参干姜；
瞿麦柴芍苓夏胶，桃仁葶苈和硝黄；
癥瘕久积胁下硬，痰湿瘀除软坚尝。

炙鳖甲十二分（36g） 鼠妇 射干 黄芩 干姜 大黄 桂枝 石韦 厚朴 凌霄花 阿胶各三分（各9g） 柴胡 蜣螂各六分（各18g） 白芍 牡丹皮 土鳖虫各五分（各15g） 蜂巢四分（12g） 芒硝 桃仁 瞿麦各二分（各6g） 葶苈子 姜半夏 人参各一分（各3g）

《金匮要略》〔东汉〕张机

活血调经

当归芍药散(活血调经，养血利湿)

当归芍药散川芎，茯苓白术泽泻同；
妊娠经期腹中痛，养血调肝祛湿功。

当归三两（9g） 白芍一斤（48g） 川芎 泽泻各

半斤（各24g）　茯苓　白术各四两（各12g）

《金匮要略》〔东汉〕张机

温经汤(温经散寒，养血祛瘀)

温经汤用桂萸芎，归芍丹皮姜夏冬；
参草阿胶调气血，暖宫祛瘀在温通。

吴茱萸三两（9g）　**桂枝**　当归　川芎　牡丹皮
阿胶　白芍　人参　生姜　甘草各二两（各6g）
麦冬一升（12g）　半夏半升（10g）

《金匮要略》〔东汉〕张机

生化汤(化瘀生新，温经止痛)

生化汤宜产后尝，归芎桃草酒炮姜；
恶露不行少腹痛，温养活血最见长。

当归八钱（24g）　川芎三钱（9g）　桃仁十四枚（6g）　炮姜　炙甘草各五分(各3g)　黄酒（500ml）

《傅青主女科》〔清〕傅山

通瘀煎(活血行气,调经止痛)

通瘀煎用归尾乌,楂泽青红木香附;
妇人痛极经不利,行气活血瘀痛除。

当归五钱(15g) 乌药 红花 香附 山楂各二钱(各6g) 青皮 泽泻各一钱半(各5g) 木香七分(3g)

《景岳全书》〔明〕张介宾

佛手散(活血调经,益气升降)

佛手散名归芎汤,黄芪柴前二胡尝;
胎前产后血虚倦,盗汗咳嗽服此康。

当归 川芎 黄芪各一两(各30g) 柴胡 前胡各一分(各3g)

《妇人大全良方》〔南宋〕陈自明

凉血调经

清经散(清热凉血调经)

清经散治经多早,丹骨二皮熟地蒿;
再加黄柏苓白芍,清热凉血调经好。

青蒿二钱（6g）　黄柏五分（2g）　**牡丹皮**　熟地黄　炒白芍各三钱（各9g）　地骨皮五钱（15g）　茯苓二钱（3g）

《傅青主女科》〔清〕傅山

清肝止淋汤(凉血清肝，养血调经)

清肝止淋当归芍，生地丹皮香附枣；
黑豆川牛柏阿胶，养血清肝赤带消。

当归　炒白芍　黑豆各一两（各30g）　生地黄五钱（15g）　牡丹皮　阿胶各三钱（各9g）　黄柏　川牛膝各二钱（各6g）　香附一钱（3g）　大枣十个（10g）

《傅青主女科》〔清〕傅山

两地汤(清热滋阴，凉血调经)

两地生地地骨皮，麦冬芍胶玄参行；
肾虚内热经先期，清热凉血又滋阴。

生地黄　玄参各一两（各30g）　地骨皮　阿胶各三钱（各9g）　白芍　麦冬各五钱（各15g）

《傅青主女科》〔清〕傅山

理血剂

凉血四物汤(清热凉血,活血祛瘀)

凉血四物出医宗,苓草灵脂芩陈红;
胃火熏肺酒渣鼻,姜酒调服瘀热崩。

生地黄　黄芩　当归　川芎　赤芍　赤茯苓　陈皮　红花　甘草各一钱（各6g）　生姜三片（6g）　五灵脂二钱（12g）

《医宗金鉴》〔清〕吴谦

固经丸(滋阴清热,固经止血)

固经龟板白芍君,黄柏椿皮与黄芩;
香附疏肝理气血,阴虚血热先多经。

龟板　白芍　黄芩各一两（各30g）　黄柏三钱（9g）　椿树根皮七钱半（23g）　香附二钱半（8g）

《丹溪心法》〔元〕朱震亨

止 血

十灰散(凉血止血)

十灰散用大小蓟,荷柏茅茜棕丹皮;
山栀大黄俱为灰,上部出血此方宜。

大蓟 小蓟 荷叶 侧柏叶 白茅根 茜草根
山栀 大黄 牡丹皮 棕榈皮各等分(各9g)

《十药神书》〔元〕葛可久

咳血方(清肝宁肺,凉血止血)

咳血方中栀青黛,瓜蒌海粉诃子载;
姜汁蜜丸口噙化,清肝肃肺止血来;
黛蛤散用蛤粉黛,肝火犯肺灼络开。

青黛(6g) 山栀子 海粉 瓜蒌子(各9g) 诃子(6g)

《丹溪心法》〔元〕朱震亨

『黛蛤散』(清肝泻肺,化痰止咳)

青黛(5g) 蛤粉(50g)

《医说》〔南宋〕张杲

理血剂

小蓟饮子(凉血止血,利尿通淋)

小蓟饮子藕蒲黄,木通滑石生地黄;
归草栀子淡竹叶,热结血淋服之良。

小蓟 生地黄 蒲黄 藕节 滑石 淡竹叶 木通 栀子 当归 甘草各等分(各9g)

《济生方》〔南宋〕严用和

槐花散(清肠止血,疏风理气)

槐花散为便血方,侧柏芥穗枳壳襄;
槐角防榆归芩枳,清肠止血亦可尝。

槐花 侧柏叶 荆芥穗 枳壳各等分(各9g)

《普济本事方》〔南宋〕许叔微

『槐角丸』(清肠疏风,和血止血)

槐角一斤(30g) 地榆 当归 防风 黄芩 枳壳各半斤(各15g)

《太平惠民和剂局方》〔北宋〕

茜根散(滋阴降火,宁络止血)

茜根散为景岳方,黄芩侧柏生地黄;
再加胶姜炙甘草,衄血不止神烦尝。

茜根 黄芩 阿胶 侧柏叶 生地黄各二钱(各6g) 炙甘草一钱(3g) 生姜三片(6g)

《景岳全书》〔明〕张介宾

黄土汤(温阳健脾,养血止血)

黄土汤用芩地黄,术附阿胶甘草尝;
温阳健脾能摄血,吐衄便崩服之康。

灶心土半斤(30g) 生地黄 黄芩 白术 炮附子 阿胶 甘草各三两(各9g)

《金匮要略》〔东汉〕张机

治风剂

疏散外风

川芎茶调散(疏风止痛)

川芎茶调散荆防，辛芷薄荷甘草羌；
茶制风药兼清上，偏巅头痛悉能康。

川芎 荆芥各四两（各12g） 防风一两半（5g）
细辛一两（3g） 薄荷八两（12g） 羌活 甘草
白芷各二两（各6g）

《太平惠民和剂局方》〔北宋〕

芎芷石膏汤(疏风清热，通络止痛)

芎芷石膏藁菊羌，风热头痛鼻窦方；
恶风眩晕头裂胀，疏风清热止痛良。

石膏(21g) 川芎 羌活 白芷（各12g） 菊花
藁本（各9g）

《医宗金鉴》〔清〕吴谦

散偏汤（疏肝行气，祛风止痛）

散偏汤祛偏头风，香附柴芍草芷芎；
白芥郁李利降用，风袭少阳经络通。

川芎一两（30g） 白芷五分（2g） 香附二钱（6g） 白芍五钱（15g） 白芥子三钱（9g） 柴胡 郁李仁 甘草各一钱（各3g）

《辨证录》〔清〕陈世铎

大秦艽汤（祛风清热，养血活血）

大秦艽汤羌独防，辛芷芩芎二地黄；
石膏归芍苓甘术，血虚风中经络尝。

秦艽三两（18g） 细辛半两（3g） 甘草 川芎 独活 当归 白芍 石膏各二两（各12g） 羌活 防风 白芷 黄芩 白术 茯苓 熟地黄 生地黄各一两（各6g）

《素问病机气宜保命集》〔金〕刘完素

消风散（疏风养血，清热除湿）

消风散内用荆防，蝉蜕胡麻苦参苍；
石知蒡通归地草，风疹湿疹服之康。

荆芥　防风　牛蒡子　蝉蜕　苍术　苦参　石膏
知母　当归　生地黄　胡麻仁各一钱（各6g）
甘草　木通各五分（各3g）

《外科正宗》〔明〕陈实功

四物消风饮（祛风消疹，凉血养阴）

四物消风归防风，生地赤芍荆蝉芎；
白鲜薄荷独柴枣，凉血消疹赤白风。

生地黄三钱（9g）　当归二钱（6g）　荆芥　防风
各一钱五分（各5g）　赤芍　川芎　白鲜皮　蝉
蜕　薄荷各一钱（各3g）　独活　柴胡各七分
（各2.1g）　大枣二枚（3g）

《医宗金鉴》〔清〕吴谦

牵正散(祛风化痰，通络止痉)

牵正散是杨家方，白附蚕蝎等分量；

风痰阻络温酒尝，口眼㖞斜定能康。

白附子　全蝎　僵蚕各等分（各6g）

《杨氏家藏方》〔南宋〕杨倓

玉真散(祛风化痰，定搐止痉)

玉真散治破伤风，天南白附羌防风；

天麻白芷内外用，定搐止痉酒调功。

白附子　天南星　羌活　白芷　防风　天麻各等分（各9g）

《外科正宗》〔明〕陈实功

小续命汤(祛风散寒，益气温阳)

小续命汤附桂芎，麻杏参芩防己风；

芍草加姜温散用，六经中风此方通。

麻黄　防己　人参　肉桂　黄芩　白芍　甘草

治风剂

川芎　杏仁各一两（各9g）　附子一枚（9g）
防风一两半（12g）　生姜五两（6g）

《备急千金要方》〔唐〕孙思邈

小活络丹(祛风除湿，化痰通络，活血止痛)

小活络丹川草乌，天南地龙没药乳；
风寒湿痹手足木，化痰活血游痛除。

制川乌　制草乌　天南星　乳香　没药　地龙各二两二钱（各10g）

《太平惠民和剂局方》〔北宋〕

三化汤(祛风散寒，通腑泄热)

三化汤治中风方，小承气汤再加羌；
等分用量兼升降，风痰积滞便秘尝。

大黄　枳实　厚朴　羌活各等分（各15g）

《素问病机气宜保命集》〔金〕刘完素

辛夷散(祛风除湿，升阳通窍)

辛夷散用藁防芎，细辛羌芷升木通；
甘草茶调通清窍，祛风除湿鼻塞通。

辛夷　细辛　防风　羌活　白芷　藁本　川芎
升麻　木通　炙甘草各等分（各6g）

《济生方》〔南宋〕严用和

石决明散(祛风清热，明目退翳)

石决明散二决明，赤芍青葙栀麦荆；
大黄羌活木贼草，明目退翳肝热清。

石决明一两（30g）　决明子四钱（12g）　木贼草
栀子各五钱（各15g）　羌活四钱（12g）　麦冬
二钱（6g）　青葙子　赤芍　大黄　荆芥各五分
（各3g）

《普济方》〔明〕朱橚

羌活胜风汤(祛风散翳，通调津血)

眼科羌活胜风汤，枳术芎芷前胡防；
芩桔荆薄独柴草，赤目羞明外翳尝。

白术五分（15g）　枳壳四分（12g）　黄芩五分

治风剂

(15g)　羌活　川芎　白芷　独活　防风　前胡　桔梗　薄荷各四分（各12g）　荆芥　甘草各三分（各9g）　柴胡七分（21g）

《原机启微》〔元〕倪维德

平熄内风

羚角钩藤汤（凉肝熄风，增液舒筋）

俞氏羚角钩藤汤，桑菊茯神鲜地黄；

川贝竹茹白芍草，肝热生风急煎尝。

羚羊角钱半（5g）　钩藤　菊花　白芍　茯神各三钱（各9g）　生地黄　竹茹各五钱（各15g）　桑叶二钱（6g）　川贝母四钱（12g）　甘草八分（3g）

《重订通俗伤寒论》〔清〕俞根初

镇肝熄风汤（镇肝熄风，滋阴潜阳）

镇肝熄风芍天冬，玄牡茵陈赭膝龙；

龟板麦芽甘草楝，肝风内动有奇功。

怀牛膝　代赭石各一两（各30g）　龙骨　牡蛎　龟板　白芍　玄参　天冬各五钱（各15g）　茵陈　川楝子　生麦芽各二钱（各6g）　甘草钱半（5g）

《医学衷中参西录》〔清〕张锡纯

天麻钩藤饮(平肝熄风，

清热活血，补益肝肾)

天麻钩藤石决明，杜膝桑寄生栀芩；

夜藤茯神益母草，头痛眩晕失眠宁。

天麻（9g）　钩藤　川牛膝（各12g）　石决明（18g）　栀子　黄芩（各9g）　杜仲　桑寄生　益母草　首乌藤　茯神（各9g）

《中医内科杂病证治新义》〔当代〕胡光慈

三甲复脉汤(滋阴熄风，潜阳复脉)

三甲复脉龟鳖蛎，草胶麻仁芍麦地；

滋阴潜阳熄内风，温入下焦脉促细。

龟板一两（30g）　鳖甲八钱（24g）　生地黄　炙

甘草各六钱（各18g）　牡蛎　麦冬各五钱（各15g）　白芍六钱（18g）　火麻仁　阿胶各三钱（各9g）

《温病条辨》〔清〕吴瑭

大定风珠(滋阴熄风)

大定风珠鸡子黄，芍胶三甲五味裹；
麦冬生地麻仁草，滋阴熄风是妙方；
小定风珠鸡子黄，龟板贻贝肉煎汤；
童便入里阿胶烊，熄风降逆可煎尝。

鸡子黄二枚（2枚）　阿胶三钱（9g）　麦冬　生地黄　白芍各六钱（各18g）　龟板　鳖甲　牡蛎　甘草各四钱（各12g）　火麻仁　五味子各二钱（各6g）

《温病条辨》〔清〕吴瑭

『小定风珠』(滋阴潜阳，熄风降逆)

鸡子黄一枚（1个）　阿胶二钱（6g）　龟板六钱（18g）　童便一杯（15ml）　淡菜三钱（9g）

《温病条辨》〔清〕吴瑭

三痹汤(益气活血，温阳散寒，祛风除湿)

三痹十全去白术，细辛芪防姜枣独；
川牛断杜肝肾补，温散风寒湿痹除。

独活　川芎　秦艽　生地黄各半两（各5g）　防风　细辛　续断　杜仲　肉桂　人参　茯苓　当归　白芍　甘草　川牛膝　黄芪各一两（各10g）生姜三片（6g）　大枣一枚（2g）

《妇人大全良方》〔南宋〕陈自明

蠲痹汤(祛风除湿，蠲痹止痛)

蠲痹汤中羌独秦，桑枝海风藤桂心；
归芎乳木香甘草，祛风止痛此方精。

羌活　独活　秦艽各四钱（12g）　桑枝　当归各五钱（各15g）　川芎　木香各三钱（各9g）　海风藤　乳香　炙甘草各二钱（各6g）　桂心一钱（3g）

《医学心悟》〔清〕程国彭

解语丹(祛风化痰)

解语白附胆星菖,蚕蝎天麻远志羌;
木香薄荷辰砂衣,中风不语自然康。

白附子　石菖蒲　胆南星　远志　天麻　全蝎
羌活　僵蚕各一两（各30g）　木香半两（15g）
朱砂（3g）　薄荷（3g）

《妇人大全良方》〔南宋〕陈自明

治燥剂

清宣外燥

杏苏散（清宣凉燥，止咳化痰）

杏苏草枣姜夏苓，前胡枳桔橘皮行；

外感凉燥鼻塞咳，清宣温润咳立停。

紫苏叶　杏仁　前胡　半夏　茯苓（各9g）　枳壳　桔梗　橘皮　生姜　大枣（各6g）　甘草（3g）

《温病条辨》〔清〕吴瑭

清燥救肺汤（清燥润肺，益气养阴）

清燥救肺参草杷，石膏胶杏麦胡麻；

经霜收下冬桑叶，清燥润肺效堪夸。

桑叶三钱（18g）　石膏二钱五分（15g）　麦冬一钱二分（10g）　人参七分（4g）　胡麻仁一钱（6g）　杏仁七分（4g）　枇杷叶一片（3g）　阿

治燥剂

胶八分（5g） 甘草一钱（6g）

《医门法律》〔清〕喻昌

桑杏汤(清宣温燥，润肺止咳)

桑杏汤用象贝宜，沙参栀豉与梨皮；

身热咽干咳痰少，润肺止咳温燥医。

桑叶一钱（6g） 杏仁一钱五分（9g） 南沙参二钱（12g） 川贝母 栀子 淡豆豉 梨皮各一钱（6g）

《温病条辨》〔清〕吴瑭

滋润内燥

养阴清肺汤(养阴清肺，解毒利咽)

养阴清肺麦地黄，玄参芍草贝丹襄；

薄荷共煎利咽膈，阴虚白喉是妙方。

生地黄二钱（12g） 麦冬 玄参各钱半（9g） 川贝 牡丹皮 白芍各八分（各5g） 薄荷五分（3g） 甘草五分（3g）

《重楼玉钥》〔清〕郑梅涧

麦门冬汤(滋养肺胃，降逆和中)

麦门冬汤用人参，草枣粳米半夏存；

肺痿咳逆因虚火，益胃生津此方珍。

麦冬七升（42g） 人参三两（9g） 甘草二两（6g） 粳米三合（15g） 大枣十二枚（9g） 半夏一升（6g）

《金匮要略》〔东汉〕张机

百合固金汤(养阴润肺，化痰止咳)

百合固金二地黄，玄参贝母桔甘藏；

麦冬芍药当归配，喘咳痰血肺家伤。

熟地黄 生地黄 当归各三钱（各9g） 白芍 甘草各一钱（各3g） 桔梗 玄参各八分（各3g） 川贝 麦冬 百合各一钱半（各6g）

《慎斋遗书》〔明〕周慎斋

玉液汤(益气生津，固肾生津)

玉液山药芪葛根，花粉知味鸡内金；

消渴口干溲多数，补脾固肾益气阴。

山药一两（30g） 黄芪五钱（15g） 知母六钱

(18g)　天花粉　五味子各三钱（各9g）　葛根一钱半（5g）　鸡内金二钱（6g）

《医学衷中参西录》〔清〕张锡纯

沙参麦冬汤(滋养肺胃，生津润燥)

沙参麦冬扁豆桑，玉竹天花甘草方；
秋燥伤阴滋肺胃，苔光干咳此堪尝。

北沙参　麦冬各三钱（各9g）　玉竹二钱（6g）　白扁豆　桑叶　天花粉各一钱五分（各5g）　甘草一钱（3g）

《温病条辨》〔清〕吴瑭

消渴方(清热润肺，生津止渴)

消渴方中花粉连，生地藕汁牛乳研；
或加姜蜜为膏服，泻火生津益血添。

天花粉（10g）　黄连（6g）　牛乳（30ml）　生地汁（50ml）　藕汁（50ml）　姜汁（10ml）　蜂蜜（5ml）

《丹溪心法》〔元〕朱震亨

二阴煎(滋阴泻火,清心安神)

景岳全书二阴煎,生地木通玄麦连;
枣仁苓甘灯心草,滋阴降火治狂癫。

生地黄 麦冬各三钱(各9g) 酸枣仁二钱(6g) 玄参 茯苓 木通各一钱半(各5g) 灯心草二十根(6g) 黄连 甘草各一钱(各3g)

《景岳全书》〔明〕张介宾

启膈散(润燥化痰,降气开郁)

启膈沙参川贝君,丹参郁金砂茯苓;
杵头荷蒂治噎膈,润燥化痰开郁精。

沙参三钱(9g) 川贝母钱半(5g) 丹参三钱(9g) 茯苓一钱(3g) 郁金 杵头糠五分(2g) 砂仁四分(2g) 荷叶蒂二个(5g)

《医学心悟》〔清〕程国彭

五汁安中饮(养血润燥，消瘀化痰)

五汁安中噎膈研，藕梨韭姜牛乳添；
火盛血枯痰瘀阻，生津润燥化痰结。

牛乳(60ml) 韭汁 藕汁 梨汁 生姜汁（各10ml）

《新增汤头歌诀》〔清〕张任候

祛湿剂

化湿和胃

平胃散(燥湿健脾,行气和胃)

平胃散用朴陈皮,苍术甘草姜枣齐;
燥湿运脾除胀满,调胃和中此方宜;
再加藿夏不换金,伤寒时疫瘴疟灵。

苍术五斤(24g) 厚朴三斤二两(15g) 陈皮三斤二两(15g) 甘草三十两(9g) 生姜二片(3g) 大枣二枚(3g)

《太平惠民和剂局方》〔北宋〕

『**不换金正气散**』(解表化湿,和胃止呕)

苍术 藿香 厚朴 陈皮 半夏 甘草各等分(各10g) 生姜三片(6g)

《易简方》〔南宋〕王硕

祛湿剂

藿香正气散(解表化湿,理气和中)

藿香正气大腹苏,甘桔陈苓厚朴术;
夏曲白芷姜枣入,风寒暑湿岚瘴除。

藿香三两(18g) 白术 陈皮 厚朴 桔梗 半夏曲各二两(各12g) 大腹皮 白芷 茯苓 紫苏各一两(6g) 炙甘草二两半(15g) 生姜三片(6g) 大枣一枚(3g)

《太平惠民和剂局方》〔北宋〕

六和汤(健脾化湿,升清降浊)

六和藿朴扁豆砂,参苓夏草杏木瓜;
紫苏伤寒薷伤暑,风寒暑湿效堪夸。

藿香 赤茯苓 白扁豆 木瓜各二两(各6g) 砂仁 半夏 杏仁 人参 炙甘草各一两(各3g) 香薷(或紫苏) 厚朴各四两(各12g)

《太平惠民和剂局方》〔北宋〕

清热祛湿

三仁汤(宣畅气机,清利湿热)

三仁杏蔻薏苡仁,夏朴白通滑竹伦;
水用甘澜扬百遍,湿温初起法堪遵。

杏仁五钱(15g) 白豆蔻二钱(6g) 薏苡仁 滑石各六钱(各18g) 半夏五钱(15g) 厚朴 通草 竹叶各二钱(各6g) 甘澜水

《温病条辨》〔清〕吴瑭

藿朴夏苓汤(解表化湿,理气和中)

藿朴夏苓三仁添,泽猪通草豆豉全;
湿重热轻胸闷倦,理气化湿表证痊。

藿香二钱(6g) 厚朴 白豆蔻 通草各一钱(各3g) 姜半夏 泽泻各一钱半(各5g) 茯苓 猪苓 杏仁 淡豆豉各三钱(各9g) 薏苡仁四钱(12g)

《医原》〔清〕石寿棠

黄芩滑石汤(清热利湿)

黄芩滑石腹苓皮,白蔻通草猪苓宜;
中焦湿温身热痛,湿热并重脉缓医。

黄芩　滑石　茯苓皮　猪苓各三钱（各9g）　大腹皮二钱（6g）　白豆蔻　通草各一钱（各3g）

《温病条辨》〔清〕吴瑭

二妙散(清热燥湿)

二妙苍柏湿热清,痿痹要加川牛膝;
四妙苡仁偏利湿,腰痛肢肿脚气灵。

黄柏　苍术（各15g）

《丹溪心法》〔元〕朱震亨

『三妙丸』(清热燥湿)

黄柏四钱（12g）　苍术六钱（18g）　川牛膝二钱（6g）

《医学正传》〔明〕虞抟

『四妙丸』(清热利湿,舒筋壮骨)

黄柏　苍术各四钱（各12g）　薏苡仁三钱（9g）

川牛膝二钱（6g）

《成方便读》〔清〕张秉成

除湿胃苓汤(清热除湿，健脾利水)

平胃五苓合胃苓，木通防滑山栀行；
肺脾湿热加灯芯，清热除湿火丹清。

厚朴　苍术　白术　陈皮　赤茯苓　猪苓　山栀子　泽泻　防风　木通　滑石各一钱（各3g）　肉桂　甘草各三分（各0.9g）

《外科正宗》〔明〕陈实功

『胃苓汤』(利湿退黄)

苍术　茯苓　桂枝（各15g）　猪苓　厚朴　陈皮　白术（各12g）　泽泻（20g）　炙甘草（6g）

《丹溪心法》〔元〕朱震亨

连朴饮(清热化湿，理气和中)

连朴饮用香豆豉，芦根菖蒲夏山栀；
湿热中阻胃失和，吐泻霍乱此方施。

厚朴二钱（6g）　黄连　法半夏　石菖蒲各一钱

（各3g） 淡豆豉 栀子各三钱（各9g） 芦根二两（60g）

《霍乱论》〔清〕王士雄

茵陈蒿汤(清热，利湿，退黄)

茵陈蒿汤治阳黄，栀子大黄三味方；
若配四逆汤助阳，加术肉桂治阴黄。

茵陈六两(18g) 栀子十四枚(12g) 大黄二两（6g）

《伤寒论》〔东汉〕张机

『茵陈四逆汤』(温里助阳，利湿退黄)

茵陈 甘草各二两（各6g） 干姜一两半(4.5g) 附子一个（6g）

《伤寒微旨论》〔北宋〕韩祗和

『茵陈术附汤』(温阳利湿)

茵陈一钱（3g） 白术二钱（6g） 附子 干姜各五分（各2g） 肉桂三分（1g） 炙甘草一钱（3g）

《医学心悟》〔清〕程国彭

木防己汤(清热补虚,行水散结)

木防己汤膏桂参,面色黧黑脉紧沉;
膈间支饮喘满闷,补虚清热利水珍。

木防己三钱(9g) 石膏一两(30g) 桂枝二钱(6g) 人参四钱(12g)

《金匮要略》〔东汉〕张机

宣痹汤(清热化湿,宣痹通络)

宣痹防己苡蚕沙,赤豆栀翘杏滑夏;
骨节烦痛寒战热,风热湿痹清宣佳。

防己 杏仁 滑石 薏苡仁各五钱(各15g) 连翘 栀子 蚕沙 半夏 赤小豆各三钱(各9g)

《温病条辨》〔清〕吴瑭

甘露消毒丹(利湿化浊,清热解毒)

甘露消毒蔻藿香,茵陈滑石木通菖;
芩翘贝母射干薄,湿温时疫是主方。

茵陈十一两(11g) 黄芩十两(10g) 滑石十五

祛湿剂

两（15g） 石菖蒲六两（6g） 川贝母 木通各五两（各5g） 藿香 白豆蔻 连翘 射干 薄荷各四两（各4g）

《医效秘传》〔清〕叶桂

八正散(清热泻火，利水通淋)

八正木通滑石研，萹蓄大黄车前添；
草梢瞿麦栀灯草，湿热诸淋服之蠲。

滑石 木通 萹蓄 瞿麦 车前子 山栀子 大黄 炙甘草各一斤（各6g）灯心草煎汤送服

《太平惠民和剂局方》〔北宋〕

石韦散(清热利湿，排石通淋)

石韦散将结石锤，木通滑石瞿冬葵；
白术归芍留行草，膀胱热劳石淋推。

石韦 木通各二两（60g） 滑石 白术 瞿麦 白芍 冬葵子各三两（90g） 当归 王不留行 炙甘草各一两（30g）

《三因极一病证方论》〔南宋〕陈言

清心莲子饮(清心火，益气阴，止淋浊)

清心莲子芪苓参，地骨车前麦草苓；
虚火上炎口疮苦，遗精淋浊消渴清。

石莲子　人参　黄芪　茯苓各七钱半（各20g）
黄芩　地骨皮　车前子　麦冬　炙甘草各半两（各15g）

《太平惠民和剂局方》〔北宋〕

甘露饮(清热利湿，宣肺养阴)

甘露饮用二地黄，二冬石斛把阴养；
茵芩枳草枇杷叶，眼疾口臭黄疸尝。

生地黄　熟地黄　天冬　麦冬　石斛　茵陈　黄芩　枳壳　枇杷叶　炙甘草各等分（各12g）

《太平惠民和剂局方》〔北宋〕

麻黄连翘赤小豆汤

(宣肺解毒，清热消肿)

麻黄连翘赤豆汤，梓白皮杏草枣姜；
宣肺解毒祛湿热，疮毒肢肿湿疹康。

麻黄　连翘各二两（各6g）　赤小豆一升（10g）

杏仁四十个（6g） 生梓白皮一升（10g） 生姜
炙甘草各二两（各6g） 大枣十二枚（6g）

《伤寒论》〔东汉〕张机

利水渗湿

五苓散(利水渗湿，温阳化气)

五苓散用泽泻君，白术桂枝猪茯苓；
利水渗湿小便利，可加茵陈湿重清；
若去桂枝为四苓，脾虚泄泻水湿停；
泽泻汤再去二苓，健脾利水治支饮；
麦柴肉桂参四苓，春泽益气摄水行；
气虚伤湿溲不利，咳而遗尿不摄津。

泽泻一两六铢（15g） 桂枝半两（6g） 茯苓
猪苓 白术各十八铢（各9g）

《伤寒论》〔东汉〕张机

『茵陈五苓散』(温阳化气，利湿退黄)

茵陈十分（18g） 五苓散五分（9g）

《金匮要略》〔东汉〕张机

『四苓散』(利水渗湿，健脾止泻)

泽泻二两半（8g）　白术　茯苓　猪苓各一两半（各5g）

《丹溪心法》〔元〕朱震亨

『泽泻汤』(利水除饮，健脾燥湿)

泽泻五两（15g）　白术二两（6g）

《金匮要略》〔东汉〕张机

『春泽汤』(益气温阳，化气利水)

泽泻　猪苓各三钱（各15g）　茯苓　人参　白术　柴胡　麦冬各二钱（各10g）　肉桂一钱（5g）

《御药院方》〔元〕许国祯

猪苓汤(利水渗湿，清热养阴)

猪苓汤内二苓全，泽泻阿胶滑石添；
利水育阴兼泻热，溺秘心烦呕渴痊。

猪苓　茯苓　泽泻　阿胶　滑石各一两（各15g）

《伤寒论》〔东汉〕张机

防己黄芪汤(益气祛风,健脾利水)

防己黄芪金匮方,术甘姜枣共煎尝;
此治风水与风湿,身重汗出服之良。

防己一两(12g)　黄芪一两一分(15g)　白术七钱半(9g)　炒甘草半两(6g)　生姜四片(6g)　大枣一枚(2g)

《金匮要略》〔东汉〕张机

五皮饮(理气健脾,利水消肿)

五皮饮用五般皮,桑白陈姜大腹苓;
陈桑或改五加骨,肺脾气郁浮肿宜。

茯苓皮　桑白皮　陈皮　生姜皮　大腹皮各等分(各9g)

《中藏经》〔东汉〕华佗

『五皮饮』(理气健脾,利水消肿)

茯苓皮　五加皮　地骨皮　生姜皮　大腹皮各三钱(各9g)

《太平惠民和剂局方》〔北宋〕

温化水湿

苓桂术甘汤(温化痰饮,健脾利湿)

苓桂术甘金匮方,中阳不足痰饮猖;
悸眩咳逆胸胁满,温阳化饮功效彰;
饮停下焦脐下悸,苓桂枣甘肾气降;
水饮停胃如囊裹,苓桂姜甘温胃阳;
甘姜苓术用干姜,寒湿下注肾着汤;
健脾利湿温肾阳,腰冷身重汗出尝。

茯苓四两(12g) 桂枝 白术各三两(各9g)
炙甘草二两(6g)

《金匮要略》〔东汉〕张机

『苓桂枣甘汤』(利水消肿、温阳化饮)

茯苓半斤(15g) 桂枝四两(12g) 炙甘草二两(6g) 大枣十五枚(9g)

《伤寒论》〔东汉〕张机

『苓桂姜甘汤』(温阳化饮,利水渗湿)

茯苓 桂枝各二两(各6g) 炙甘草一两(3g)

祛湿剂　　　　　　　　　　　　　　　　175

生姜三两（9g）

《伤寒论》〔东汉〕张机

『**甘姜苓术汤**』(健脾利湿，温肾散寒)

干姜四两　茯苓四两（12g）　白术　甘草各二两（各6g）

《金匮要略》〔东汉〕张机

防己茯苓汤(温阳利水，益气健脾)

金匮防己茯苓汤，黄芪桂枝甘草尝；
肺脾气虚皮水胀，益气利水温通阳。

茯苓六两（18g）　防己　黄芪　桂枝各三两（各9g）　甘草二两（6g）

《金匮要略》〔东汉〕张机

真武汤(温阳利水)

真武汤能壮肾阳，茯苓术芍附生姜；
阳虚水饮停为患，悸眩润惕保安康。

炮附子一枚（9g）　白术二两（6g）　茯苓　白芍　生姜各三两（各9g）

《伤寒论》〔东汉〕张机

实脾散(温阳健脾,行气利水)

实脾苓术与木瓜,甘枣木香槟榔加;
草果附姜兼厚朴,虚寒阴水效堪夸。

炮附子　干姜　茯苓　白术　草果　厚朴　木瓜　木香　槟榔各一两（各30g）　炙甘草半两（15g）　生姜五片（9g）　大枣一枚（3g）

《济生方》〔南宋〕严用和

萆薢分清饮(温肾利湿,分清化浊)

萆薢分清石菖蒲,益智乌药缩泉具;
膏淋白浊盐水服,湿浊下注肾元虚;
缩泉易车苓柏术,丹参莲心湿热祛。

萆薢　益智仁　乌药　石菖蒲各等分（各9g）

《杨氏家藏方》〔南宋〕杨倓

『缩泉丸』(温肾祛寒,缩尿止遗)

益智仁　乌药各等分（各9g）

《魏氏家藏方》〔宋〕魏岘

『萆薢分清饮』(清热利湿,分清化浊)

萆薢二钱（6g）　黄柏　石菖蒲　茯苓　白术各

祛湿剂　　　　　　　　　　　　　　　　177

一钱（各3g）　莲子心七分（2g）　丹参　车前子各一钱五分（各5g）

《医学心悟》〔清〕程国彭

养胃汤（解表温里，燥湿化痰，消食化浊）

王肯堂制养胃汤，二陈平胃参藿香；
草果截疟兼除瘴，湿寒食积温化康。

半夏　厚朴　苍术各一两（30g）　陈皮七钱（21g）　藿香　草果　茯苓　人参各半两（15g）　炙甘草二钱半（6g）　乌梅一粒（3g）　生姜三片（9g）

《证治准绳》〔明〕王肯堂

祛风胜湿

独活寄生汤（祛风湿，止痹痛，益肝肾，补气血）

独活寄生艽防辛，归芎地芍苓桂心；
杜膝参草偏补益，风寒湿痹僵痛轻。

独活三两（9g）　秦艽　防风　细辛　肉桂　桑寄
生　杜仲　怀牛膝　当归　川芎　生地黄　白芍
人参　茯苓　甘草各二两（各6g）

《备急千金要方》〔唐〕孙思邈

桂枝芍药知母汤(祛风胜湿，通阳散寒清热)

桂枝芍药知母汤，麻黄防术附草姜；
风寒湿痹欲化热，肢节肿痛服之良。

桂枝四两（12g）　炮附子二枚（9g）　防风　知
母各四两（各12g）　麻黄　甘草各二两（各6g）
白芍三两（9g）　白术　生姜各五两（各15g）

《金匮要略》〔东汉〕张机

羌活胜湿汤(祛风胜湿，散寒止痛)

羌活胜湿羌独芎，甘蔓藁本与防风；
湿气在表头腰重，发汗升阳有奇功。

羌活　独活各一钱（各10g）　蔓荆子三分（3g）
防风　藁本　炙甘草各五分（各5g）　川芎二分
（2g）

《脾胃论》〔金元〕李杲

独活汤(祛风胜湿,通痹止痛)

独活汤中羌独防,细辛肉桂参夏菖;
茯神远薇芎归草,瘛疭昏瞆力能匡。

独活 防风 羌活 川芎 肉桂 细辛 当归 半夏 石菖蒲 茯神 远志 白薇 人参各半两(各15g) 甘草三分(6g)

《妇人良方》〔宋〕陈自明

祛痰剂

燥湿化痰

二陈汤(燥湿化痰,理气和中)

二陈汤用半夏陈,苓草姜梅一并存;
燥湿化痰兼利气,橘红易陈化痰珍;
二陈平胃去姜梅,更消食积咳满闷。

半夏五两(15g) 陈皮(或橘红)五两(15g)
茯苓三两(9g) 炙甘草一两半(5g) 生姜七片
(9g) 乌梅一个(3g)

《太平惠民和剂局方》〔北宋〕

『二陈平胃散』(消积宽中,化痰止咳)

半夏 陈皮各五两(各15g) 茯苓 苍术 厚朴
各三两(各9g) 炙甘草一两半(5g)

《症因脉治》〔明〕秦景明

祛痰剂

温胆汤(理气化痰,清胆和胃)

温胆陈夏枳竹茹,茯苓炙甘姜枣入;
胆郁痰扰悸不寐,清胆和胃呕逆除。
六因条辨加黄连,清利湿热效更足。

半夏　竹茹　枳实各二两（各6g）　陈皮三两（9g）　茯苓一两半（5g）　炙甘草一两（3g）　生姜五片（6g）　大枣一枚（3g）

《三因极一病证方论》〔南宋〕陈言

『黄连温胆汤』(理气化痰,清热燥湿)

半夏　竹茹　枳实各二两（各6g）　陈皮三两（9g）　茯苓一两半（5g）　炙甘草一两（3g）　生姜五片（6g）　大枣一枚（3g）　黄连一两（3g）

《六因条辨》〔清〕陆延珍

泽漆汤(宣肺利水,下气降逆,化痰散结)

泽漆汤是化痰方,半夏白前紫参姜;
参苓桂甘同三两,饮停咳逆脉沉尝。

泽漆三斤（30g）　姜半夏半升（10g）　紫参　白

前 生姜各五两（各10g） 黄芩 人参 桂枝 甘草各三两（各6g）

《金匮要略》〔东汉〕张机

导痰汤(燥湿化痰，行气开郁)

导痰天南枳实君，橘红炙甘姜夏苓；
痰涎壅盛头眩晕，燥湿化痰气郁行；
再加乌沉木香附，顺气导痰去留饮。

天南星 枳实 橘红 茯苓各一钱（各6g） 半夏四钱（24g） 炙甘草五分（3g） 生姜十片（10g）

《济生方》〔南宋〕严用和

『顺气导痰汤』(理气，化痰，解郁)

半夏四钱（12g） 天南星 枳实 橘红 茯苓 香附 乌药 沉香 木香 炙甘草各一钱（各3g）

《医学入门》〔明〕李梴

清热化痰

清气化痰丸(清热化痰,理气止咳)

清气化痰杏瓜蒌,茯苓枳芩胆星投;
夏陈姜汁糊丸服,专治肺热咳痰稠。

胆南星 制半夏各一两半 (各9g) 陈皮 杏仁 枳实 黄芩 瓜蒌仁 茯苓各一两 (各6g)

《医方考》〔明〕吴昆

清金化痰汤(清肺化痰)

清金化痰知芩栀,桑皮麦桔浙贝施;
瓜蒌橘红茯苓草,痰火犯肺咳嗽止。

黄芩 栀子各一钱半 (各9g) 桔梗二钱 (12g)
麦冬 桑白皮 浙贝母 知母 瓜蒌仁 橘红
茯苓各一钱 (各6g) 甘草四分 (3g)

《医学统旨》〔明〕叶文龄

清肺汤(清肺养阴,化痰止咳)

清肺桑皮栀二冬,芩桔杏贝姜枣同;
归草陈苓五味补,上焦痰火灼肺中。

黄芩一钱半（12g） 桔梗 茯苓 陈皮 川贝母 桑白皮各一钱（各9g） 当归 天冬 栀子 杏仁 麦冬各七分（各6g） 五味子七粒（3g） 甘草三分（3g） 生姜三片（6g） 大枣三枚（6g）

《万病回春》〔明〕龚廷贤

济生桔梗汤(清热排脓，解毒消痈，祛痰利咽)

济生桔梗姜归芪，川贝枳草杏桑皮；
瓜蒌百合苡防己，痰结咽痛治痈剂。

桔梗 川贝母 当归 瓜蒌子 枳壳 薏苡仁 桑白皮 防己各一两（各30g） 甘草 杏仁 百合各半两（各15g） 黄芪一两半（45g） 生姜五片（9g）

《济生方》〔南宋〕严用和

加味桔梗汤(清肺化痰，解毒排脓)

加味桔梗橘红好，银贝葶苈苡及草；
清肺化痰排脓毒，肺痈初溃服之消。

桔梗　白及　橘红　葶苈子各八分（各3g）　金银花　薏苡仁各五钱（各15g）　贝母　甘草各一钱五分（各5g）

《医学心悟》〔清〕程国彭

柴枳半夏汤(和解清热，宣肺涤痰)

柴枳半夏瓜蒌芩，桔梗甘草青皮杏；
和解清热利肺气，涤痰开结悬饮清。

柴胡　枳壳　半夏（各12g）　瓜蒌子　黄芩　桔梗（各9g）　杏仁　青皮（各6g）　甘草（3g）

《医学入门》〔明〕李梴

小陷胸汤(清热涤痰，宽胸散结)

小陷胸汤连夏蒌，宽胸散结涤痰优；
痰热内结痞满痛，苔黄脉滑此方求。

瓜蒌实一枚（20g）　黄连一两（6g）　半夏半升（12g）

《伤寒论》〔东汉〕张机

滚痰丸(泻火逐痰)

滚痰丸是逐痰方,礞石黄芩及大黄;

少佐沉香为引导,实热顽痰一扫光。

礞石一两 (3g) 大黄 黄芩各八两 (各24g) 沉香五钱 (2g)

《泰定养生主论》〔元〕王珪

涤痰汤(豁痰清热,利气开窍)

涤痰汤用制南星,夏草橘红参茯苓;

枳实菖蒲姜竹茹,痰迷舌强服之醒。

制南星 法半夏各二钱半 (各8g) 橘红一钱半 (5g) 茯苓 枳实各二钱 (各6g) 人参 石菖蒲各一钱 (各3g) 竹茹七分 (2g) 甘草半钱 (2g) 生姜五片 (3g)

《奇效良方》〔清〕丁尧臣

竹茹汤(清热解酒,和胃化痰止呕)

干葛竹茹普济方,夏草三分葛三两;

清热化痰解酒毒,姜枣竹茹同煎尝。

葛根三两 (30g) 姜半夏 炙甘草各三分 (3g)

竹茹一弹大（9g）　大枣一枚（3g）　生姜三片（6g）

《普济本事方》〔南宋〕许叔微

海藻玉壶汤(化痰软坚，理气消瘿)

海藻玉壶带昆布，青陈芎归夏贝母；
连翘独活甘草入，化痰散结瘿瘤除。

海藻　昆布各一钱（各10g）　海带五分（5g）
浙贝母　法半夏　陈皮　青皮　当归　川芎　连翘　独活　甘草节各一钱（各10g）

《外科正宗》〔明〕陈实功

消瘰丸(清热化痰，软坚散结)

医学心悟消瘰丸，玄参牡蛎川贝含；
化痰散结消瘰疬，瘿瘤痰核服之蠲；
锡纯消瘰重牡蛎，海带送服浙易川；
开郁莪棱芪龙胆，乳没血竭瘀热散。

煅牡蛎　玄参　川贝母各四两（各12g）

《医学心悟》〔清〕程国彭

『消瘰丸』(化痰软坚,健脾清肝,通气活血)

煅牡蛎十两(30g)　黄芪四两(12g)　三棱　莪术
龙胆草　浙贝母各二两(各6g)　血竭　乳香　没
药各一两(各3g)　玄参三两(9g)　海带(135g)

《医学衷中参西录》〔清〕张锡纯

温化寒痰

苓甘五味姜辛汤(温肺化饮,止咳平喘)

苓甘五味姜辛汤,温肺化饮止咳方;
痰多加夏喘加杏,寒饮停肺咳嗽康。

干姜　细辛　甘草各三两(各9g)　五味子半升
(5g)　茯苓四两(12g)

《金匮要略》〔东汉〕张机

三子养亲汤(温肺化痰,降气消食)

三子养亲用莱菔,辛温白芥与紫苏;
老人寒痰夹食堵,痰多喘闷食少除。

紫苏子　白芥子　莱菔子(各9g)

《韩式医通》〔明〕韩懋

三生饮(祛风豁痰，散寒通络)

三生饮出太平方，南星川乌附木香；
祛风通络豁痰爽，昏扑不遂卒中康；
木香若改夏黑豆，痰湿阴痫五生彰。

生南星一两（30g）　木香一分（8g）　生附子
生川乌各半两（各15g）

《太平惠民和剂局方》〔北宋〕

『五生饮』(温化痰涎)

生南星一两（30g）　生半夏　生附子　生川乌
黑豆各半两（各15g）

《世医得效方》〔元〕危亦林

射干麻黄汤(温肺化饮，祛痰下气)

射干麻黄金匮方，紫菀款冬枣生姜；
细辛半夏五味子，寒饮郁肺痰结尝。

射干三两（9g） 麻黄四两（12g） 款冬花 紫菀各三两（各9g） 生姜四两（12g） 细辛三两（9g） 五味子 姜半夏各半升（各9g） 大枣七枚（6g）

《金匮要略》〔东汉〕张机

厚朴麻黄汤(宣肺降逆，化饮止咳)

厚朴麻黄夏杏膏，干姜小麦味细少；
宣肺降逆涤痰饮，寒包热哮用之妙。

厚朴五两（15g） 麻黄四两（12g） 石膏如鸡子大（9g） 杏仁 半夏 五味子各半升（各9g） 细辛 干将各二两（各6g） 小麦一升（30g）

《金匮要略》〔东汉〕张机

润燥化痰

贝母瓜蒌散(润肺清热，理气化痰)

贝母瓜蒌天花粉，橘红茯苓加桔梗；
肺燥咽干痰难咯，润肺化痰效力狠。

川贝母一钱五分（9g）　瓜蒌一钱（6g）　天花粉
橘红　茯苓　桔梗各八分（各5g）

《医学心悟》〔清〕程国彭

沙参清肺汤(润燥止咳，清肺化痰)

沙参清肺润燥佳，桔膏及薏麦冬瓜；
太子合欢粳芪夏，肺痈后期效堪夸。

北沙参　麦冬　黄芪　太子参　合欢皮　麦冬
桔梗　白及　半夏（各10g）　冬瓜仁（30g）
石膏（20g）　　粳米　薏苡仁（各15g）

《家庭治病新书》〔民国〕张若霞

扶正化痰

金水六君煎(滋养肺肾，祛湿化痰)

金水六君夏熟地，归草茯苓姜陈皮；
肺肾阴虚老年病，胸闷痰多咳喘急。

熟地黄半两（15g）　半夏　当归　茯苓　陈皮各二
钱（各6g）　炙甘草一钱（3g）　生姜七片（9g）

《景岳全书》〔明〕张介宾

洗心汤(化痰开窍,通阳益气)

洗心汤用参夏陈,茯神曲菖酸枣仁;
少佐草附通阳窍,健脾豁痰痴呆珍。

人参　茯神　酸枣仁各一两(各30g)　半夏五钱(15g)　陈皮　神曲各三钱(各9g)　附子　甘草　石菖蒲各一钱(各3g)

《辨证录》〔明〕陈士铎

治风化痰

半夏白术天麻汤(化痰熄风,健脾祛湿)

半夏白术天麻汤,苓草橘红枣生姜;
眩晕头痛风痰盛,化痰熄风是妙方。

半夏一钱五分(9g)　白术三钱(18g)　天麻　茯苓　橘红各一钱(各6g)　甘草五分(3g)　大枣二枚(3g)　生姜一片(3g)

《医学心悟》〔清〕程国彭

祛痰剂

定痫丸(涤痰熄风，开窍安神)

定痫菖贝苓天麻，丹参茯神陈远夏；
胆星蚕蝎麦琥砂，草沥姜汁风痰下。

竹沥一小碗（100ml） 胆南星五钱（15g） 川贝母 天麻 姜半夏 茯苓 茯神各一两（各30g） 陈皮二两（60g） 石菖蒲 全蝎 僵蚕 琥珀各五钱（各15g） 丹参 远志 麦冬各二两（各60g） 朱砂三钱（9g） 生姜汁一杯（50ml） 甘草四两（120g）

《医学心悟》〔清〕程国彭

活血化痰

化痰通络汤(化痰祛湿，活血通络)

化痰通络苓夏术，南星天麻丹天竺；
大黄酒淬配香附，专治痰瘀脑络阻。

法半夏 胆南星（各12g） 白术 茯苓（各15g） 天麻（12g） 丹参 天竺葵 香附 大黄（各9g）

《临床中医内科学》〔当代〕王永炎

消导剂

保和丸（消食和胃，理气化滞）

保和神曲与山楂，陈翘莱菔苓半夏；
炊饼为丸白汤下，消食和胃效堪夸。

山楂六两（18g） 法半夏 茯苓各三两（各9g）
神曲二两（6g） 莱菔子 陈皮 连翘各一两
（各3g）

《丹溪心法》〔元〕朱震亨

枳实导滞丸（消食导滞，清热祛湿）

枳实导滞大黄君，芩连白术曲茯苓；
泽泻蒸饼糊丸服，湿热积滞此方寻。

大黄一两（30g） 枳实 神曲各五钱（各15g）
黄连 黄芩 茯苓 白术各三钱（各9g） 泽泻
二钱（6g）

《内外伤辨惑论》〔金元〕李杲

消导剂

中满分消丸(健脾和胃，清热利湿，消胀除满)

中满分消除胀方，枳实陈朴夏干姜；
苓连参术泽知母，二苓炙甘砂姜黄。

陈皮三钱（9g） 厚朴一两（30g） 枳实五钱（15g） 黄连 半夏各五钱（各15g） 黄芩一两二钱（36g） 泽泻三钱（9g） 知母四钱（12g） 白术 人参 炙甘草 猪苓 姜黄各一钱（各3g） 茯苓 干姜 砂仁各二钱（各6g）

《兰室秘藏》〔金元〕李杲

木香槟榔丸(行气导滞，攻积泻热)

木香槟榔青陈皮，黄连黄柏莪术齐；
大黄黑丑兼香附，热滞泻痢皆相宜。

木香 槟榔 青皮 陈皮 莪术 黄连各一两（各3g） 黄柏 大黄各三两（9g） 香附 牵牛子各四两（12g）

《儒门事亲》〔金〕张从正

健脾丸(健脾和胃,消食止泻)

健脾参术苓草陈,肉蔻香连合砂仁;
楂肉山药曲麦炒,消补兼施此方珍。

白术二两半(15g) 人参一两五钱(9g) 茯苓二两(10g) 木香 黄连 甘草各七钱半(各6g) 神曲 陈皮 砂仁 炒麦芽 山楂 山药 肉豆蔻各一两(各6g)

《证治准绳》〔明〕王肯堂

葛花解酲汤(化酒祛湿,温中健脾)

葛花解酲砂蔻仁,木香二苓泽青陈;
干姜神曲术人参,温中利湿化酒珍。

葛花 白豆蔻 砂仁各五钱(各15g) 青皮三钱(9g) 木香 茯苓 猪苓 人参 陈皮各一钱五分(各5g) 白术 神曲 干姜 泽泻各二钱(各6g)

《兰室秘藏》〔金元〕李杲

驱虫剂

乌梅丸(清上温下,暖肝调中,安蛔止痛)

乌梅丸用细辛桂,黄连黄柏及当归;
人参椒姜及附子,温中寓清在安蛔。

乌梅三百枚(30g) 蜀椒四两(5g) 黄连十六两(9g) 干姜十两(9g) 当归四两(6g) 炮附子 桂枝 细辛(各3g) 人参 黄柏各六两(各6g)

《伤寒论》〔东汉〕张机

治疡剂

黄芪汤(益气托脓,泻火解毒)

黄芪汤有两般方,气虚秘或肺脓疡;
芪陈麻仁白蜜润,或加参术便通畅;
生芪赤芍鱼腥草,瓜蒌丹皮桔大黄;
益气托脓泻火毒,扶正祛邪肺痈康。

黄芪四钱(12g) 火麻仁三钱(9g) 陈皮二钱(6g) 人参 白术各三钱(各9g)

《金匮翼》〔清〕尤怡

『黄芪汤』(温化痰涎)

黄芪四钱(12g) 赤芍 鱼腥草 瓜蒌 牡丹皮各三钱(各9g) 桔梗 大黄各二钱(各6g)

〔当代〕李汉俊

治疮剂

透脓散(益气养血,托毒溃脓)

透脓散治毒成脓,芪归山甲皂刺芎;
程氏又加银蒡芷,更能速奏溃破功;
托里透脓出医宗,透脓散里去川芎;
参术升麻青草芷,气血亏虚散在痈。

黄芪四钱(12g)　当归二钱(6g)　穿山甲一钱(3g)　川芎三钱(9g)　皂角刺一钱五分(5g)

《外科正宗》〔明〕陈实功

『透脓散』(益气养血,托毒溃脓)

黄芪四钱(12g)　皂角刺　白芷　川芎　牛蒡子　穿山甲各一钱(各3g)　金银花　当归各五分(各2g)

《医学心悟》〔清〕程国彭

『托里透脓散』(益气扶正,托里透脓)

黄芪三钱(9g)　当归二钱(6g)　人参　白术　穿山甲　白芷各一钱(各3g)　升麻　甘草　青皮各五分(各2g)　皂角刺一钱五分(5g)

《医宗金鉴》〔清〕吴谦

托里消毒散(补气养血,托里排脓)

托里消毒归芍芎,四君黄芪皂角同;
再加银花桔白芷,补气养血更排脓。

人参 黄芪 川芎 白芍 当归 白术 茯苓
金银花各一钱(各3g) 桔梗 白芷 皂角刺
甘草各五分(各2g)

《外科正宗》〔明〕陈实功

薏苡附子败酱散(温化利湿,消肿排脓)

薏苡附子败酱散,肠痈成脓按之软;
素体阳虚寒湿瘀,消痈排脓靠温散。

薏苡仁十分(30g) 附子二分(6g) 败酱草五
分(15g)

《金匮要略》〔东汉〕张机

四妙勇安汤(清热解毒,活血止痛)

四妙勇安君银花,玄参甘草当归加;
清热解毒兼活血,热毒脱疽效堪夸。

治疮剂

金银花　玄参各三两（各9g）　当归二两（6g）
甘草一两（3g）

《验方新编》〔清〕鲍相璈

五味消毒饮(清热解毒，消散疔疮)

五味消毒治诸疔，银花野菊蒲公英；
紫花地丁天葵子，清热解毒疗疮行。

金银花三钱（30g）　野菊花　蒲公英　紫花地丁
紫背天葵子各一钱二分（各12g）

《医宗金鉴》〔清〕吴谦

涌吐剂

瓜蒂散(涌吐痰食)

瓜蒂赤豆等分研,豆豉汁调吐痰涎;
痰邪宿食填胸脘,酸苦涌吐渐量蠲。

瓜蒂 赤小豆各一分（各3g） 淡豆豉一合（9g）

《伤寒论》〔东汉〕张机

方剂索引

按方名拼音排序

A

安宫牛黄丸 ……………… 109
安神定志丸 ……………… 106

B

八珍汤 ………………… 80
八正散 ………………… 169
白虎加桂枝汤 …………… 36
白虎加人参汤 …………… 36
白虎汤 ………………… 36
白术汤 ………………… 8
白通汤 ………………… 65

方名	页码
白头翁汤	52
百合地黄汤	54
百合固金汤	158
败毒散	13
半夏白术天麻汤	192
半夏厚朴汤	115
半夏泻心汤	30
保和丸	194
保阴煎	90
保元汤	74
保真汤	84
贝母瓜蒌散	190
萆薢分清饮	176
碧玉散	57
鳖甲煎丸	137
补肺汤	73
补肝汤	78
补肾活血汤	132

补天大造丸 …………… 95
补阳还五汤 …………… 131
补中益气汤 …………… 71
不换金正气散………… 162

C

柴葛解肌汤 …………… 10
柴胡桂枝干姜汤 ……… 26
柴胡桂枝汤 …………… 25
柴胡加龙骨牡蛎汤 …… 26
柴胡清肝汤 …………… 43
柴胡疏肝散 …………… 113
柴胡陷胸汤 …………… 26
柴枳半夏汤…………… 185
长寿丸 ………………… 85
沉香散 ………………… 120
除湿胃苓汤 …………… 166
川芎茶调散………… 145

春泽汤……………………………… 172

葱白七味饮 ……………………… 15

葱豉桔梗汤 ……………………… 11

D

达原饮 …………………………… 27

大半夏汤………………………… 124

大补阴丸………………………… 88

大补元煎………………………… 81

大柴胡汤………………………… 34

大承气汤………………………… 16

大定风珠………………………… 153

大黄附子汤……………………… 19

大黄黄连泻心汤 ………………… 31

大黄牡丹汤……………………… 19

大黄䗪虫丸……………………… 135

大建中汤………………………… 62

大秦艽汤………………………… 146

方剂索引

方剂	页码
大青龙汤	5
大陷胸汤	18
大陷胸丸	18
代抵挡汤	133
代抵挡丸	133
黛蛤散	142
丹参饮	134
丹栀逍遥散	28
当归补血汤	77
当归建中汤	62
当归六黄汤	53
当归龙荟丸	46
当归散	79
当归芍药散	137
当归生姜羊肉汤	64
当归四逆汤	67
当归饮子	77
导赤散	44

导痰汤 ······ 182

涤痰汤 ······ 186

抵挡汤 ······ 132

地黄饮子 ······ 96

丁香柿蒂散 ······ 125

定喘汤 ······ 122

定经汤 ······ 79

定痫丸 ······ 193

独活寄生汤 ······ 177

独活汤 ······ 179

E

耳聋左慈丸 ······ 86

二陈平胃散 ······ 180

二陈汤 ······ 180

二冬汤 ······ 90

二妙散 ······ 165

二仙汤 ······ 96

方剂索引

二阴煎 ················ 160
二至丸 ················ 91

F

防风通圣散 ············ 35
防己茯苓汤 ············ 175
防己黄芪汤 ············ 173
佛手散 ················ 139
附子理中丸 ············ 60
附子汤 ················ 67
附子泻心汤 ············ 32
复元活血汤 ············ 132

G

甘草干姜汤 ············ 63
甘草泻心汤 ············ 31
甘姜苓术汤 ············ 175
甘露消毒丹 ············ 168

方剂	页码
甘露饮	170
甘麦大枣汤	107
甘遂半夏汤	23
葛根芩连汤	32
葛花解酲汤	196
膈下逐瘀汤	129
固本止崩汤	103
固冲汤	102
固经丸	141
固阴煎	90
瓜蒂散	202
瓜蒌桂枝汤	3
瓜蒌薤白白酒汤	113
瓜蒌薤白半夏汤	113
归脾汤	77
龟鹿二仙胶	97
桂甘龙牡汤	106
桂枝茯苓丸	135

桂枝甘草汤……………… 4

桂枝加葛根汤…………… 3

桂枝加桂汤……………… 2

桂枝加厚朴杏子汤……… 3

桂枝麻黄各半汤………… 3

桂枝人参汤……………… 61

桂枝芍药知母汤………… 178

桂枝汤…………………… 2

滚痰丸…………………… 186

H

海藏神术散……………… 8

海藻玉壶汤……………… 187

蒿芩清胆汤……………… 27

河车大造丸……………… 88

河车大造丸……………… 88

黑逍遥散………………… 29

厚朴麻黄汤……………… 190

方剂	页码
厚朴七物汤	34
厚朴三物汤	17
厚朴温中汤	115
虎潜丸	92
华盖散	5
化肝煎	116
化积丸	136
化痰通络汤	193
槐花散	143
槐角丸	143
黄连阿胶汤	108
黄连解毒汤	40
黄连上清丸	41
黄连汤	31
黄连温胆汤	181
黄龙汤	17
黄芪桂枝五物汤	67
黄芪建中汤	62

方剂索引

黄芪汤	198
黄芩滑石汤	165
黄芩汤	50
黄芩泻白散	47
黄土汤	144
回阳救急汤	66
会厌逐瘀汤	129
活络效灵丹	135
藿朴夏苓汤	164
藿香正气散	163

J

鸡苏散	58
己椒苈黄丸	23
济川煎	21
济生桔梗汤	184
济生肾气丸	94
加减复脉汤	80

方剂	页码
加减葳蕤汤	14
加减泻白散	47
加味桔梗汤	184
加味升陷汤	75
加味四物汤	76
健脾丸	196
交泰丸	108
胶艾汤	78
解语丹	155
解郁汤	119
金匮肾气丸	93
金铃子散	121
金水六君煎	191
金锁固精丸	101
荆防败毒散	13
九味羌活汤	4
九仙散	99
橘皮竹茹汤	124

方剂索引　　　　　　　　　　　　215

举元煎 …………………………… 74
蠲痹汤 ………………………… 154

K

开心散 ………………………… 106
开郁种玉汤 …………………… 118
咳血方 ………………………… 142
控涎丹 ………………………… 24

L

理冲汤 ………………………… 136
理中丸 ………………………… 60
连理汤 ………………………… 60
连朴饮 ………………………… 166
良附丸 ………………………… 63
凉膈散 ………………………… 42
凉血地黄汤 …………………… 52
凉血四物汤 …………………… 141

方歌	
两地汤	140
苓甘五味姜辛汤	188
苓桂姜甘汤	174
苓桂术甘汤	174
苓桂枣甘汤	174
羚角钩藤汤	151
六和汤	163
六君子汤	69
六磨汤	126
六味地黄丸	84
六一散	57
六郁汤	112
龙胆泻肝汤	45

M

麻黄附子细辛汤	15
麻黄加术汤	1
麻黄连翘赤小豆汤	170

方剂索引

麻黄汤	1
麻杏石甘汤	9
麻杏苡甘汤	4
麻子仁丸	20
麦门冬汤	158
门冬清肺饮	73
牡蛎白术散	98
牡蛎散	98
木防己汤	168
木香槟榔丸	195
木香顺气丸	117

N

| 牛蒡甘桔汤 | 43 |
| 暖肝煎 | 116 |

P

| 枇杷清肺饮 | 48 |

平喘固本汤 ……………… 123

平胃散 …………………… 162

普济消毒饮 ……………… 43

Q

七宝美髯丹 ……………… 96

七福饮 …………………… 83

七味白术散 ……………… 70

七味都气丸 ……………… 85

杞菊地黄丸 ……………… 85

启膈散 …………………… 160

千金羊肉汤 ……………… 64

牵正散 …………………… 148

茜根散 …………………… 144

羌活胜风汤 ……………… 150

羌活胜湿汤 ……………… 178

秦艽鳖甲散 ……………… 54

青蒿鳖甲汤 ……………… 52

清肺汤 …………………… 183
清肝止淋汤 ……………… 140
清骨散 …………………… 53
清金化痰汤 ……………… 183
清经散 …………………… 139
清络饮 …………………… 56
清气化痰丸 ……………… 183
清上蠲痛汤 ……………… 12
清暑益气汤 …………… 58,59
清胃散 …………………… 49
清瘟败毒饮 ……………… 44
清心莲子饮 ……………… 170
清营汤 …………………… 39
清燥救肺汤 ……………… 156
清震汤 …………………… 12

R

人参蛤蚧散 ……………… 75

人参养荣汤 …………………… 82
如金解毒散 …………………… 41
润肠汤 ………………………… 22
润肠丸 ……………………… 20,21

S

三拗汤 ………………………… 1
三痹汤 ………………………… 154
三化汤 ………………………… 149
三甲复脉汤 …………………… 152
三妙丸 ………………………… 165
三仁汤 ………………………… 164
三生饮 ………………………… 189
三子养亲汤 …………………… 188
散偏汤 ………………………… 146
桑白皮汤 ……………………… 48
桑菊饮 ………………………… 8
桑螵蛸散 ……………………… 101

方剂索引

- 桑杏汤 …………………… 157
- 沙参麦冬汤 ……………… 159
- 沙参清肺汤 ……………… 191
- 芍药甘草汤 ……………… 29
- 芍药汤 …………………… 50
- 少腹逐瘀汤 ……………… 130
- 射干麻黄汤 ……………… 189
- 参附龙牡汤 ……………… 66
- 参附汤 …………………… 65
- 参蛤散 …………………… 75
- 参苓白术散 ……………… 70
- 参苏饮 …………………… 14
- 身痛逐瘀汤 ……………… 130
- 神术散 …………………… 7
- 升降散 …………………… 32
- 升麻葛根汤 ……………… 10
- 升陷汤 …………………… 74
- 升阳益胃汤 ……………… 72

方剂	页码
生化汤	138
生姜甘草汤	63
生姜泻心汤	31
生脉散	72
生铁落饮	104
圣愈汤	83
失笑散	134
十补丸	86
十灰散	142
十全大补汤	81
十枣汤	22
石决明散	150
石韦散	169
实脾散	176
寿胎丸	91
疏凿饮子	35
顺气导痰汤	182
顺气和中汤	71

方剂索引

方剂	页码
四海舒郁丸	117
四君子汤	69
四苓散	172
四妙丸	165
四妙勇安汤	200
四磨汤	125
四逆加人参汤	65
四逆散	28
四逆汤	64
四七汤	115
四神丸	100
四味回阳饮	66
四物汤	76
四物消风饮	147
苏合香丸	111
苏子降气汤	122
酸枣仁汤	105
缩泉丸	176

T

太无神术散	7
泰山磐石散	82
桃核承气汤	128
桃红四物汤	76
桃花汤	100
桃仁红花煎	128
天麻钩藤饮	152
天台乌药散	116
天王补心丹	105
调胃承气汤	17
调营饮	134
葶苈大枣泻肺汤	23
通脉四逆汤	65
通窍活血汤	131
通幽汤	21
通瘀煎	139

方剂索引

痛泻要方 ················ 29
透脓散 ················· 199
托里透脓散 ·············· 199
托里消毒散 ·············· 200

W

完带汤 ················· 102
苇茎汤 ·················· 48
胃苓汤 ················· 166
温胆汤 ················· 181
温经汤 ················· 138
温脾汤 ·················· 19
乌梅丸 ················· 197
乌头汤 ·················· 68
乌药顺气汤 ·············· 126
乌药汤 ················· 119
无比山药丸 ··············· 86
吴茱萸汤 ················· 61

五福饮 …………………… 83

五虎汤 …………………… 9

五积散 …………………… 33

五苓散 …………………… 171

五磨饮子 ………………… 126

五皮饮 …………………… 173

五生饮 …………………… 189

五味消毒饮 ……………… 201

五汁安中饮 ……………… 161

戊己丸 …………………… 45

X

犀角地黄汤 ……………… 40

洗心汤 …………………… 192

仙方活命饮 ……………… 42

香附旋覆花汤 …………… 127

香连化滞丸 ……………… 51

香连丸 …………………… 51

方剂索引

方剂	页码
香薷散	56
香砂六君子汤	70
香苏散	6
逍遥散	28
消风散	147
消渴方	159
消瘰丸	187,188
小半夏加茯苓汤	123
小半夏汤	123
小柴胡汤	25
小承气汤	16
小定风珠	153
小活络丹	149
小蓟饮子	143
小建中汤	61
小青龙汤	5
小陷胸汤	185
小续命汤	148

方剂	页码
泻白散	46
泻黄散	49
泻心汤	32
辛夷散	150
新加黄龙汤	18
新加香薷饮	56
杏苏散	156
芎芷石膏汤	145
宣痹汤	168
宣郁通经汤	118
旋覆代赭汤	124
血府逐瘀汤	129

Y

方剂	页码
阳和汤	68
养精种玉汤	93
养胃汤	177
养心汤	107

方剂索引

方名	页码
养阴清肺汤	157
一贯煎	89
异功散	70
易黄汤	103
益胃汤	92
益元散	57
薏苡附子败酱散	200
茵陈蒿汤	167
茵陈术附汤	167
茵陈四逆汤	167
茵陈五苓散	171
银翘散	9
右归丸	94
右归饮	95
玉女煎	49
玉屏风散	72
玉液汤	158
玉真散	148

方剂	页码
月华丸	89
越婢加半夏汤	11
越婢加术汤	11
越婢汤	10
越鞠丸	112

Z

方剂	页码
再造散	13
泽漆汤	181
泽泻汤	172
增液承气汤	17
增液汤	17
真人养脏汤	99
真武汤	175
镇肝熄风汤	151
正柴胡饮	6
正气天香散	121
知柏地黄丸	85

方剂索引

栀子柏皮汤	39
栀子豉汤	37
栀子大黄汤	39
栀子干姜汤	39
栀子甘草豉汤	38
栀子厚朴汤	38
栀子清肝汤	118
栀子生姜豉汤	38
止嗽散	6
枳实导滞丸	194
枳实芍药散	121
枳实消痞丸	114
枳实薤白桂枝汤	114
枳实栀子豉汤	38
枳术汤	114
枳术丸	114
至宝丹	110
炙甘草汤	80

方名	页码
中满分消丸	195
舟车丸	22
朱砂安神丸	104
猪苓汤	172
竹茹汤	186
竹叶石膏汤	37
驻车丸	100
驻景丸	92
滋水清肝饮	54
滋阴降火汤	55
紫金锭	110
紫雪丹	109
左归丸	87
左归饮	87
左金丸	45